U0247475

文 化 边缘话题 中 国

主编⊙乔 力 丁少伦

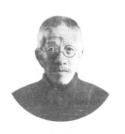

章太炎

铁血著华章

张昊苏 陈 熹/著

山东城市出版传媒集团·济南出版社

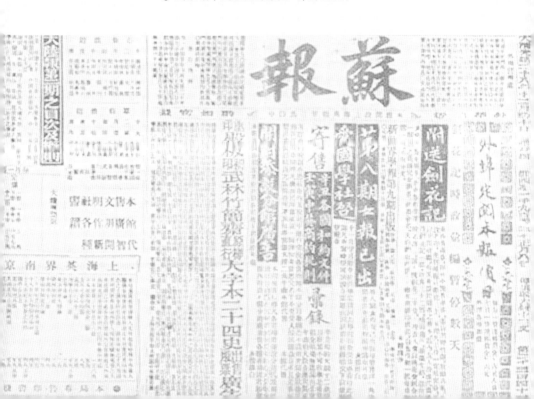

编辑委员会

中国传统文化悠远深沉、丰厚博广，犹如河汉之无极。对历史文献的发掘、梳理、认知与解读，则是一个持续不断的过程。而《文化中国：边缘话题丛书》，借以丰富坚实的史料，佐以生动流畅的散文笔法，倚以现代的思维和理性的眼光，立以历史的观照与文化的反思，将某些文化精神进行溯源与彰显，以启发读者的新审美、新思考和新认知。

何谓"文化中国"？"周虽旧邦，其命维新。"文化中国乃以弘扬中国文化为主旨，以传承中国文化为责任，以求提升中国民众的人文素质。而传统文化的发掘与传承，需要新的努力；传统文化解读与现代意识反思之间的纠葛与交融，需要新的形式。正如陈从周先生在《园林美与昆曲美》中所说的那样：

中国园林，以"雅"为主，"典雅""雅趣""雅致""雅淡""雅健"等等，莫不突出以"雅"。而昆曲之高者，所谓必具书卷气，其本质一也，就是说，都要有文化，将文化具体表现在作品上。中国园林，有高低起伏，有藏有隐，有动观、静观，有节奏，宜欣赏，人游其间的那种悠闲情绪，是一首诗，一幅画，而不是匆匆而来，匆匆而去，走马观花，到此一游；而是宜坐、宜行、宜看、宜想。而昆曲呢？亦正为此，一唱三叹，曲终而味未尽，它不是那种"嘁嘁嚓嚓"，而是十分婉转的节奏。今日有许多青年不爱看昆曲，原因是多方面的，我看是一方面文化水平差了，领会不够；另一方面，那悠然多韵味的音节适应不了"嘁嚓嚓"的急躁情绪，当然曲高和寡了。这不是昆曲本身不美，而正仿佛有些小朋友不爱吃橄榄一样，不知其味。我们有责任来提高他们，而不是降格迁就，要多做美学教育才是。

《文化中国：边缘话题丛书》，亦如陈从周先生所言之"园林"与"昆曲"，正是以展示中国文化此种意蕴与神韵为己任的。

何谓"边缘"？20世纪80年代后期，学术降落民间，走向大众，体现了对大众文化和下层历史的更多观照。由此，"大历史观"下的文化研究，内容日趋多元化，角度渐显层次，于是，那些不处于主流文化中心的，不为大多数人所熟悉的，或散落在历史典籍里的，但却是中国传统文化重要组成部分的人或事，日渐走进人们的视野，丰满了历史的血肉。对于这些人或事的阐述与解读，是对中国文化精神进行透视与反思的一个重要方面，其意义亦甚为厚重而深远。

何谓"话题"？《文化中国：边缘话题丛书》，为读者提供了一种文化解读的别样文本，讲求深入浅出、雅俗共赏，采用"理含事中，由事见理"的写作风格，由话入题，由题点话，以形象化、生动化的表述，生发出个人新见和一家之言。这种解说方式是以学术研究为基础的，绝不戏说杜撰，亦非凿空立论，正是现如今大多数中国读者所喜闻乐见的讲述方式，呈现出学术与趣味的统一，"虽不能至，固所愿也"。

《文化中国：边缘话题丛书》第五辑仍然共有五种，与我们的大型丛书系列《文化中国》（含《永恒的话题》和《边缘话题》两个子书系）之总体意旨、撰写取向相一致，持续阐发某种含蕴勃动着的深层文化精神，以求穿透漫长岁月织就的重重迷雾，彰显一份恒久的时代意义，立足于现代读者群体的认知意识，期待一些心灵的感应与契合，追寻、持守那纯净的理想主义色彩。

总体言之，本辑命名为"民国文化风范之约略"，则是选取悠悠历史长河中间，一个拥载着极特别极复杂意义的段落来作为展开背景和社会环境，对其多元多样化的文化现象进行"话题"式的剖析和评述——自晚清、民初以降，径直延伸，以迄于20世纪中叶——这是一个较为宽泛的时间概念。"三千年未有之大变局"在力度不等地冲击、影响、制约、更改着丛书中五个文化人物的生命轨迹与命运走势。尽管大师已去，种种文化性格随着时移世迁也或成为绝响，只留下渐行渐远的背影，但是，我们现在反倒更真切明晰地感知到他们那特定时代文化标志的符号意义，以及经由他们对理想和信念的坚持执守而诠释的人生的根本意义与恒久价值。

若仔细究察，这五位文化人物确是各自从属于不同社会类型，因之彰显出其特定的人文身份象征，异彩纷呈。虽然偶有交集，但交集远逊于差别，而各自拥载独有的命运形态与人生道路。如果大致给予归纳，则苏曼殊、李叔同二人，虽一位曾三次出家为僧，一位或虎跑寺壮岁断食，终生皈依空门，皆同样关系佛缘。但是就其整体生命的心相行踪而言，都依稀贯注了那份浓重的入世践行情怀与终极的精神追索，执念于"众生"。而章太炎却是始终以复兴弘扬民族文化传统为己任，从种族到家国、学理而及于思想精神，对其怀有极其强烈的责任心和使命感——"舍我其谁"。所以，无论作为激扬坚决的革命家，抑或终成经典的学问大家，并不被岁月磨蚀掉亮色。至于王国维、陈寅恪则应是纯粹的学者，在这里，学术与生命已经坚密有机地汇融成一体。经时间，历空间，他们所创造的中国传统文化与学术的辉煌将面向世界、走进恒久。王国维博古通今、学贯中西，在文学、美学、历史学、古文字学等领域均有卓越的成就，特别是在甲骨学、简牍学、敦煌学等20世纪新学问上起到开创奠基的作用。他是在近代诸多学术领域扭转风气的学术大师，也是具有国际视野、享有国际声誉的顶级教授。他晚年自沉于颐和园昆明湖，其原因众说纷纭，迄无定说，但他的学术成就与文化气质都为后人所传颂。正如郭沫若所说，"好像一座崔嵬的楼阁，在几千年的旧学城垒上，灿然放出了一段异样的光辉"。陈寅恪是一个传奇，被傅斯年称誉为"近三百年来一人而已"。早岁曾以"三无"（无文凭、无著作、无资历）身份跻身于清华大学国学院"四大导师"之列，王国维自沉昆明湖前，将遗稿托付之。他是"教授的教授"，金针度人，桃李满天下，治学更独出机杼，辩证包容地凿通中西间壁，架构于世界文化和现代学理平面上进行，遂得有一片新绿耀眼。历史会铭记其"独立之精神，自由之思想"的品格、风骨。

诗云："鹤鸣于阴，其子和之。""鹤鸣九皋，声闻于天。"《文化中国·边缘话题丛书》洋溢着对中国传统文化的热情，贯通着对优秀文化传承倡扬的理想追求。它也依然循守这套大型丛书系列的整体体例和价值倾向，即根柢于可征信的确实文献史料，透过新时代意识的现代观照，出之以清便畅朗的"美文"与图文并映互动的外在形式，以求重新解读那些纷杂多元的历史文化话题及文学现象，就相关的人物、事件给出一些理性评说和感性触摸。所以，它因其灵活生动的巨大包容性，强调"可操作性与持续发展之张力"，已经形成一个长期的品牌选题，分若干辑陆续推出，以期最终构建起大众文化精品系列群。

乔力　丁少伦
2017 年初夏于济南玉函山房

目　录

章太炎：铁血著华章

引　言
章太炎何许人也？

对一般的读者来说，章太炎这个名字应该并不陌生，但对他的事迹就未必耳熟能详了。确实，作为晚清民国时期的政治家、革命家，人们更津津乐道的是鼓吹维新变法的康有为、是成为中华民国国父的孙中山，这两位的事业虽然未免有些白璧微瑕，但是毕竟是近代史上了不起的大人物，教科书也着力描绘他们的功业。章太炎与他们生逢同时，却先与康党在上海大挥老拳，

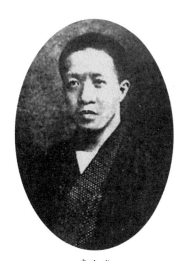

章太炎

又与孙中山在日本划清界限，终于成了一位"两面不讨好"的人物。

作为近代一名了不起的大学者，章太炎的著作大概有七八百万字，而且多为充满卓见且具有划时代意义的大制作。但即使是一般的学术研究者，也很少仔细阅读他的全部著作。——如果要追寻方便的治学法门、了解现代的思想方法，首选往往是胡适、顾颉刚、钱穆等晚一辈的学人；如果旨在精研原典、钻研旧学，则经常由乾嘉朴学著述而上接古人。无论哪一方面，似乎都不必对章太炎作过多的关注，只轻轻翻过他几部国学讲稿便罢。

1

以通常的眼光来看，这种历史地位实在是有些不上不下的尴尬；而以我们来看，这却恰可从背面反证出章太炎的卓绝。他是一位有血性和有见识的革命家，也是一位有功力而且有思想的大学者。他将血性和见识投入革命事业中，与哪一派哪一人都不苟同，而能以个人的力量一直与康有为、孙中山、袁世凯等党魁分庭抗礼。他将功力和思想灌注到学术研究中，比旧派多了番深邃的思想，比新派多了些渊博的知识，同样也是卓荦不群。他的成就，目前恐怕还是被低估了。

一般说来，要想成就一番功业，总要有一批志同道合的同侪们共同努力，如"维新派""革命派""新文化派""古史辨派"……无不都有些派系的臭味。而章太炎独敢以一人之力与政治势力和学术势力相抗衡，即使有所谓门派也是他的"章门"，这正是第一流人物的霸悍之气，我们甚至能从中看出一些只手擎天的壮烈感来。鲁迅夸他"并世无第二人"，这绝非溢美之词。

章太炎的卓荦杰出，一半来自于他的深厚学力，一半来自于他的独特性情。章太炎有怪癖，世人以"章疯子"目之，而相关或真或假的奇闻逸事流传颇为广泛。但在这表面上的怪与疯之外，真正值得注意的是章太炎的独行与深情。独立不群，此之谓怪；敢做敢言，乃成其疯。正因着其人格的博大，方才撑得起章太炎这一生壮绝的事业。人格、学问、事业，在最高境界上终究是相通的。

本书被命名为"铁血著华章"，可作两方面的理解：章太炎的革命事业（铁血）垂诸丹青而不朽（华章），此其一也；章太炎将个人的热血与独行（铁血）贯注到他的学术事业（华章）之中，此其二也。

我们希望，能够在对章太炎"话题"的讨论与介绍中，将章太炎的铁血与华章都做一番勾勒，使他的人格精神得以展现在书中。因此，本书一半是介绍和衡定章太炎一生的革命事业与学术成就，一半是讲述章太炎的历史影响与当代价值。在这番交织中，我们为何要走近章太炎，自然也就有了答案。

第一章
大风将激：章太炎和他的时代

第一节　"三千年未有之大变局"

本书的主角章太炎（1869—1936），是清末革命和民国建立的历史主角之一，然而在铺叙他的传奇之前，我们须得将时间轴往前拨三百年，寻到一切故事遥远的伏笔，那正是明清鼎革的大变乱。

大明崇祯十七年（1644），闯王李自成攻破北京，思宗皇帝在煤山自缢，明朝灭亡，史称"甲申之变"。讵料闯王的江山还没坐定，刚刚一个月的时间，吴三桂"冲冠一怒为红颜"，开门迎降满洲摄政王多尔衮，和李自成决裂。李自成率闯军迎战，结果在山海关一片石战役大败，仓皇撤离北京。不久，清军长驱入关，年幼的世祖皇帝在北京紫禁城登基，建号顺治，清朝迅速地在江北地区铺开统治。

北京虽然陷落，南方的广大国土依然是汉人衣冠。崇祯十七年四月间，明朝宗室福王朱由崧逃至南京，由明朝旧臣拥戴，登极称帝，年号弘光，在江北设立四大藩镇，与清军对峙。从此后一段时间，史称为"南明"——清初伟大的戏剧《桃花扇》正是以这一段历史为背景展开的。谁想仅仅一年，清军就攻破南京活捉了弘光帝。弘光朝覆灭，同时又有明朝宗室鲁王朱以海在浙江

1

进任监国，随后有唐王朱聿键在福建建号隆武、桂王朱由榔在广东继位永历、延平王郑成功退居台湾坚持大明旗号，东西万余里，前后十余年，南明政权在南方广大地区人民的支持下屡扑屡起，与清朝进行了轰轰烈烈的反抗战争。直到永历帝在缅甸被俘虏的永历十五年亦即康熙元年（1662），明朝帝室的统治才彻底被清朝消灭，而不少史家更是一直将南明的势力延长到郑成功后人郑克塽在台湾投降为止，那时已经是清朝的康熙二十一年（1682）了。

明清鼎革是整个亚洲近古历史上的大变局，而清军南下扑灭南明反抗之火的过程中，更伴随着惨绝人寰的大屠杀。清军攻破弘光朝廷时发生了有名的"扬州十日""嘉定三屠"，是对勇敢反抗的人民报复性的全城屠杀，屠城达"十日""三次"，一次就杀害当地人民数十万，可见残忍。但凡清军过处，对于一般平民就是奸淫掳掠，累累暴行令人发指。据估算，明清鼎革之际，人口锐减接近一亿人，至少相当一部分血账应该记在清军对平民的屠杀上。而干戈底定之后，清廷对汉人的压迫也酿成颇多血案，数百年民族主义的激流和潜流，都应该归根于此。

除去止绝的史籍，清代蒲松龄所作的文言小说《聊斋志异》中也保存着很多这样的记录。山东栖霞人于七，于顺治十八年（1661）在山东第二次起兵反清，后来兵败，逃到崂山为僧。在清军剿平于七的过程中，山东人民苦不堪言。《聊斋志异》卷一中的《野狗》一篇就以此历史事件为背景。蒲松龄开头就写"于七之乱，杀人如麻"，起笔就大是震撼。清军行经之处，一个乡民恐惧被清军所杀，只好卧藏在死人的尸丛里，结果大军过后，那些缺头断臂的尸体起立言语行走，场面令人毛骨悚然。支起尸体说话，我们可见蒲松龄对清军兽行的愤恨，更可想到当时人民残酷的生活。另一篇卷十一《张氏妇》中的故事，则是在清军南下征伐反叛的三藩的时候。清军一路搜求奸淫妇女，鸡犬庐舍为之一空，蒲松龄明言："凡大兵所至，其害甚于盗贼。"

如此种种，不一而足，清朝扑灭各地汉人反抗势力的漫长过程，亦即一部“痛史”，深深刻印在汉族人民心里。清朝统一后，在满族执政残酷的政治镇压和文化窒息中，汉人的民族思想迅速潜寂了。不到几年，一般读书人又开始效忠新朝，忙不迭地去争图富贵。然而民族思想虽然“潜寂”，却从不消亡，明清易代的惨痛记忆，一直在汉族父老的心中潜藏。那些仕于异族新朝者，常或多或少、或真或假地逗漏出若干忏悔感伤的情绪。

所谓“遥远的伏笔”，又并不只在于它为祸的惨巨，更在于它在政治和文化合法性上巨大的悖谬。大凡一个政权建立，总需宣示自己政治与文化上的合法性。自古以来，我国传统王朝每论及这一点，多援引先秦儒家的理论，如孟子所谓“保民而王”云云。但是这些政治合法性的说辞，在清朝运用起来却并不那么合手，因为尽管最初的满族臣服于明朝、今天的满族属于中华民族；但在明清鼎革时代，满族人对于汉人来说是异族人，而清朝则将明朝视为邻国。进入北京之初，摄政王多尔衮给山东、河北地方颁布了一道安民告示，其中辩解从前历次对明朝的战争时说道：

> 曩者我国欲与尔大明和好，屡致书不答，以致四次深入，期尔悔悟耳，岂意坚执不从！且天下者，非一人之天下，有德者居之；军民者，非一人之军民，有德者主之。我今为尔朝雪君父之仇，破釜沉舟，一贼不灭，誓不返辙。所过州县地方，能削发投顺、开城投款，即予爵禄；抗拒不遵，尽行屠戮。有志之士，正干功立业之秋；如有失信，何以服天下乎！①

满族入关之初，是以“国与国”来界定与明的关系的。这里所谓的“国”，是混合了地理差别和民族差别的一种概念，清人所说的“我国”，就是地理上的关外辽左地方和民族上的满族人，而

① 《小腆纪年》卷六。

与占据关内地方和以汉人为主的"明国"相区别。

更何况，满族政权在文化社会发展程度上相对落后，这在传统的华夷之辨中就显得尤为突出。别的不说，清朝入关不久后摄政王多尔衮颁布了薙发令（薙，也写作剃），命令天下汉族臣民改变汉族衣冠，薙梳满族发式，就引起了巨大的义理不安。汉族传统一向以衣服礼仪亦即所谓"汉官威仪"为傲，在传统"帝中华、贱夷狄"的心理影响之下，服装发式的改易，当然被视为是异族文化或者说夷狄文化的符号。也正因如此，薙发令激起了各地汉族人民的激烈反抗，著名的江阴城守就发生在此时。据《江阴城守记》记载，江苏江阴本来已经归顺清朝，但是薙发令下，江阴诸生大呼："头可断，发决不可薙也！"当官府公告发下，负责抄写的书吏直接将笔扔到地上，决绝地拒绝说："就死也罢！"

尔后江阴人民自发组织起来抗击清军，力战到底，击毙清朝三位王爵，兵将七万余人；城破之后，江阴城中十余万百姓也几乎全部被杀，是为历史上有名的"江阴八十一日"。

江阴城的百姓开始服从于清朝，但后来因薙发令而誓死反抗，这足以说明当时人民的真实心理，对民族血统问题并不看得那样重要，但他们是决不承认新来的清朝在政治和文化上的合法性的。改朝换代至多是"亡国"，只与利益阶级有关；但剃发易服则是代表着文化的倾覆，可谓"亡天下"了。

这种心理在朝鲜人那里也有鲜明的体现。在明朝时，朝鲜是明朝的藩属国，衣冠典章遵循明朝的制度，朝鲜君臣每年还要派遣使者到北京向中国皇帝进贡。这些使臣一路观察中国的风土人情，常私自做记录。明朝时候，这一类记录常被叫作《朝天录》。但是到了清代，这类记录就多被改称为《燕行录》或者《燕行记》了。"燕"指的"燕京"，将"天"这样誉美崇敬的词换掉，单用中性的地理名称，暗含了朝鲜使者对清朝政权的平视乃至蔑视，他们有时甚至称呼清朝皇帝为"胡皇"。

近二十年来，海外汉学界兴起一场"新清史"运动，主张以

4

新视角、新材料研究清史，特别是运用满文材料来理解满族统治的特殊性问题，以揭示过去单讲"满人汉化"的不足。这番讨论中，在中国史学界最引起争议的，乃是清朝以异族入主中国，是否仍是中国王朝。由于涉及民族问题与政治问题，于是又俨然成为当代中国史学界的"马肝之论"。新清史的内容与问题，不在本书讨论之列，清朝政权在建立和稳固的过程中亦有复杂的发展，但是我们这里要指出的是，明清鼎革，是一个民族问题，同时更是一个文化问题，确实给百姓留下政权合法性的长久疑问。不论是满族统治者抑或汉族士人，对此心知肚明却又讳莫如深。——唯一的例外是，雍正皇帝为了给天下臣民洗脑，曾专门颁布《大义觉迷录》，对夷夏问题和政事秘辛加以辟谣，下发全国。结果却越抹越黑，乾隆皇帝干脆将此书列为禁书。这些话题从此连皇帝都不再论及，而"皇帝的新衣"乃得以保全。

统治者以"稽古右文"自居，但却大兴"文字狱"、禁毁书籍，凡可能刺及民族话题者都在焚烧、毁灭、删改之列。随着清朝统治的巩固，汉族士人不再敢言，他们多沉浸在故纸堆中，以考据实证代替了儒家士人应有的天下襟怀，但部分士人也有意无意地留下些不和谐的音符，曲折地表达自己的态度。如乾嘉朴学中最有成就的大学者戴震，就专写一部《孟子字义疏证》，痛骂"以理杀人"。这看似只是反对宋明理学，实际上是影射鼓吹理学的清朝政府。

这清廷合法性的疑问与惨痛而隐秘的民族主义一起，为后来的世界与时代留下了伏笔。

按道理说，清代的历史一直延续到 1911 年，直至辛亥革命爆发，民国定鼎；但不少讲清代的历史书都截止在 1840 年，此后则称之为"近代"。究其原因，大概是史家们觉得出现了比朝代兴衰更重要的事情，即"近代"和其代表的社会文化之变。

中国近代的发生，是一个相当复杂的问题。

在本书主角章太炎登场之前，神州大地在政治与社会上经历了严酷的内忧外患，正踉踉跄跄地走向近代。

清代的国力至乾隆强盛已极，自嘉庆以后，政治与社会上种种隐藏的败坏，开始逐渐显露加剧。嘉庆皇帝收杀大贪官和珅，是当时的一桩大事。而和珅案的爆发，实在是揭露了太平粉饰之下清朝官僚政治的朽坏黑暗。而官僚政治的贪腐，又配合着各地此起彼伏的民变。除去边远地区少数民族反复的起事，嘉庆时代更有白莲教的长期动乱。白莲教战争波及五省，历经九年，耗费军费二亿两，极大地消耗了国力。这民变更暴露了清廷军备当时的败坏：白莲教战争经历九年才底定，正因为清朝常备军的八旗兵和绿营兵已经腐坏到不能倚用的境地。政治军备败坏如此，到了西方列强的坚船利炮渡海而来时，又如何可敌呢？

鸦片战争之前，我们过去的史学好讲中国是"闭关锁国"，其实未必尽然。近年来许多学者的研究表明，清代中国与西洋的交流从来未间断。如葛兆光在他的《中国思想史》中就提供了大量史料，说明在整个十九世纪西洋地理知识和历史观念实际上都在影响着中国的读书人。然而即便如此，这也并不意味着中国就"开放"，因为当时中国与世界的隔绝，最重要的是在国际政治关系层面的。在政治层面，西方社会经过近代发展，已经形成了以条约和法律规定国际关系的国际社会团体，可是中国一直隔绝在外，被西方看成是文明世界之外的野蛮国家。这种隔绝，才是接下来我国一系列政治悲剧的直接因由。

无论如何，鸦片战争终于爆发了。长期以来，鸦片战争被约定为中国近代史的开端。我们这里不赘述整个事件的经过，然而这场战争所留下的意义与影响，则直接塑造了章太炎所在的世界与时代。除了帝国主义势力的侵入和疆土的陷落，鸦片战争以来的一系列中西战争更颠覆了我国传统的世界图式。

我国传统也有"国家"的概念，但是这与近代西方兴起的"民族国家"大有不同。总的来说，直到清代，我国在世界图式的理解上，还是守着一种天朝与四裔的传统观念，这种世界观和我国儒学中的夷夏之别以及东亚朝贡体系的政治现实结合起来，相当坚强顽固。可是鸦片战争以来的军事与政治失败，强迫着中国人来面对这天朝的崩解——中英《南京条约》的一项重要规定就是，以后中英两国往来文书必须应用平等的款式称呼，从此以后，中国人纵然心里不甘，笔墨上却不得不承认"国际"的世界图式了。

所谓国际的世界图式，是指近代西方各国发展出来的以法理上各个民族国家平等为基础的世界观念。魏源著名的《海国图志》增补完成于鸦片战争之后，但是书中仍然将外国称为"四夷"，将中国自外于国际图式的世界。可到了道光二十九年（1849）徐继畲完成《瀛环志略》，则已经在书中开始介绍西方代议制度，并再也不用"夷狄"这样的字眼称呼外国了。

同治十一年五月十五日（1872.6.20），李鸿章向上递了一道《筹议制造轮船未可裁撤折》，奏折中他总结鸦片战争以后的世道：

> 臣窃维欧洲诸国，百十年来，由印度而南洋，由南洋而中国，闯入边界腹地，凡前史所未载，亘古所未通，无不款关而求互市。我皇上如天之度，概与立约通商，以牢笼之，合地球东西南朔九万里之遥，胥聚于中国，此三千余年一大变局也。①

世界图式的转换，这正是所谓"三千年大变局"中最大的冲击。与元、清仅富武力而乏文教的旧情况不同，欧洲兵强马壮而文化蔚然，皆已超乎当时的老大帝国之上，所谓"中国"不再是"中心之国"，而成为边缘的"遥远东方"（Far East）。这必然招来整个文化系统的震动与崩溃。龚自珍写于鸦片战争前一年的《己亥杂诗》中说"我愿天公重抖擞，不拘一格降人才"，但这实

---

① 刘忆江著：《李鸿章年谱长编》，河北大学出版社，2015，第147页。

在不是几位杰出俊彦之士能解决的问题。唯有从根本上在文化上来一番变革，才能应付这"三千年未有之大变局"。

鸦片战争后又八年，正是道光、咸丰更迭之际，太平天国运动兴起了。这场起义持续十四年，真是中国历史上少见的大内战。

太平天国运动的爆发同样有相当复杂的历史原因，除了前文提到的潜藏民族思想的勃发，清朝社会政治治理的失败之外，还有基督教进入中国后造成的文化认同上的动摇。太平天国针对清朝宣言的《奉天讨胡檄》中说道：

> 予惟天下者，上帝之天下，非胡虏之天下也；衣食者，上帝之衣食，非胡虏之衣食也；子女民人者，上帝之子女民人，非胡虏之子女民人也……甚矣哉，中国之无人也！夫中国首也，胡虏足也；中国神州也，胡虏妖人也。中国名为神州者何？……①

很明白，这篇檄文除了宗教上的新口号，全是套用传统华夷之辨的旧观念。这套说法深入人心，用来拉拢民众，自然可以理解；但如果想用来拯救当时的中国，至少是毫无益处。

民国建立后，太平天国的主角洪秀全被当成民主革命的英雄元勋，后来则长期被理解成农民起义的英雄领袖。其实洪秀全的思想与"民主"等现代价值全无关系，而农民起义也不必然等同于正义。我们今天反思太平天国运动的性质，已经可以脱去很多思想和政治的束缚，看到它的诸多野蛮行径，以更公允的态度分析其功过得失。著名哲学家冯友兰在20世纪80年代出版的《中国哲学史新编》第六册里指出，太平天国借宗教外衣进行革命，是要将中国拉入到欧洲中世纪一般的黑暗中去，性质是相当"反

---

① 北京师范大学历史系近代史教研组编：《中国近代史参考资料·第一编·第二分册》，中华书局，1960，第81页。

动的"。

　　同鸦片战争一样，太平天国运动的巨大意义与影响，同样塑造了章太炎的世界与时代。

　　太平天国自南京定都（他们称之为"天京"）至南京失陷，中间经过了漫长的十一年（1853—1864）。如果按照罗尔纲《太平天国史》的算法，从金田起义开始，至太平天国旗号彻底消失，那么大约有二十年之久。太平天国的大变乱，极大地消耗了中国的国力和民力，更使得整个中国的政治势力分布进一步变化。这期间还发生了英法联军入侵北京（1860）的惨祸。第二次鸦片战争结束后，咸丰十一年（1861）文宗皇帝在热河驾崩，两宫皇太后垂帘听政，不久就发动政变，由西太后登台大权独揽。清代祖宗之法本来是不许太后听政的，西太后上台后大用太监，清代中期高度集权的统治规模至此又发生了大变，朝廷中央本来就缺乏制衡的政治决策，这下更增加昏乱的危险了。

　　我们知道，因为八旗兵与绿营兵都不具备真正的战斗力，太平天国的平定，大大得力于曾国藩的湘军等一系列地方新武装，而又借助了外国军队的势力。在太平天国运动之前，清代地方长官掌兵的情形是较少见的，满人猜忌汉人，又很少使之掌大权，而太平天国战争结束，地方编练的额外兵员不能一时废止，这样就留下地方汉族大员坐拥强兵的情势。这正是清朝皇室从前最为心忌的。从曾国藩练兵开始，一路到北洋军阀，中国地方拥兵的情势，再也没改变过。太平天国另一个遗产是地方士绅阶级力量的兴起，由于战时军队幕府招揽人才，地方练兵、筹饷等许多事务皆由当地士绅负责，久而久之，地方的士绅阶级也慢慢成了可以影响当地政治的重要力量了。由此，中央政府的威权极大削弱，地方政治与社会势力坐大，一方面清朝的管控放松，另一方面反叛和分裂的势力也隐隐发生。

　　就在这样的变与乱中，中国开始踉踉跄跄地走入近代。一部分士人认为这是"中学"不兴的缘故，想要像以往那样，从传统

文献中找出可以解决问题的真理；即或不然，也可发挥一种鸵鸟的精神，对世界图式的变化置若罔闻。但另一批有良心、有见识的士人则知道，所谓"老大帝国"，即使疆域广大，但终究已经老化了。人为刀俎我为鱼肉，只有选择性地学习西方的长处，才能保国保种。但他们中的相当一部分依然相信这只是国运重兴的一小部分，传统的神秘力量还是需要牢牢把握。

模仿西方法度，仿造西方机器，译介西方知识思想，如何取径虽还不甚清楚，但有识之士们已经意识到这终究是一条不能不走的道路。但传统的政治体制与思想文化仍如百足之虫死而不僵，一直影响着先知者们的步伐。对于与西方人打交道的先行者，顽固派曾有对联冷冷地嘲笑说"出乎其类，拔乎其萃，不容于尧舜之世；未能事人，焉能事鬼，何必去父母之邦"，实在是够刻薄，这也能看出当时有识之士遇到的巨大阻力。中国政治形势的急剧变化和人们对世界认识的颠覆重塑，构成"三千余年一大变局"。

这正是章太炎的世界，这正是章太炎的时代。

第二节 章太炎的家世与少年启蒙

东南江山，钟灵毓秀，既为天下膏腴富美之地，而文章瑰丽奇伟倜傥之士，亦往往丛出。在正式谈章太炎这位近代奇人之前，我们先将他的故家先世，敷叙一番。

清代浙江省杭州府下辖八县，其一为余杭。从余杭县治向东十五里，为仓前镇，这即是章太炎祖居所在。仓前镇自宋代以来为漕运重地，数百年繁华富庶，因为镇子后身建有临安仓贮藏粮米，故镇名为"仓前"。

章氏在明朝初年迁居仓前镇，迁五百岁而太炎生。章氏世代为士绅读书之家，据《章氏家谱》载，章氏家族可以上溯至唐代，当时尚居于福建浦城。这历史未免太过悠邈，太炎家族创业发迹的历史，乃在清代嘉庆、道光年间。

太炎的曾祖叫作章均（1769—1832），字安圃，自号治斋，生于清乾隆时代。清代科举考试的制度，最初应试者一律称为童生，到县府考试中第之后称为生员，亦即俗称的秀才，每月有衙门发放廪米补助生活，称为"廪膳生员"，简称"廪生"。廪生有一定的名额，数额之外增附而无廪米的，称作"增广生员"。章均就是一个增广生员，曾在邻近的海盐县县学做训导，亦即助教。他自十八岁起掌管家事，辛苦经营，勤俭治家，挣出一份巨万家赀，族人也有三百余人。章均为早逝的弟弟抚养遗子，成人后，分给他们一半家产。道光十八年（1838），章均捐资三万缗，在家乡创立苕南书院，又设立义庄义塾，赈济族人，教育子弟，成为一方的冠冕人物，在乡里极有德望。朝廷下旨在苕南书院前建立起"乐善好施"的牌坊，用以旌表他的高尚德行，章氏的门庭，自此兴旺光耀。

章均生子六人，幼子即太炎祖父章鉴（1801—1863），字晓湖，一作聿昭。章鉴读书更有出息，考取生员以后，因为成绩优异成为"贡生"，被选到北京考试合格，得以到国家的最高学府"国子监"学习——所谓"贡生"者，是地方生员"贡于王庭"的意思——章家俨然成了书香门第。章鉴广蓄书籍，浏览百家学术，却无意科举做官，后来因妻子被庸医耽误了病情，乃采买医书，发奋研究医术，居然成了一方名医。咸丰年间，太平军席卷浙江，章鉴领全家逃亡，被太平军挈住，任命做了乡官。一次用药救治了太平军的官员后，他谢辞，告诉官员"清军即将攻入"，回到了家乡，行医度过余生。

11

章鉴生四男，长曰章濬（1825—1890），字轮香，他即是太炎的父亲。章濬考到廪生，成绩优异，将要被萃科选拔时，却在同治十三年（1874）卷入当时一场大狱，家境丰厚的他满不在乎地放弃了科举。——这场大案即是著名的"杨乃武与小白菜"案，章濬在案件中有诱供的嫌疑，因此被革职。章濬早年大概颇有驱驰四方的志向，同治初年左宗棠领兵抵达余杭攻打太平军时，他上献地图，条陈策略，颇受任用。据学者估算，当太平军的战乱底定时，浙江全境人口已死亡过半。家乡满目疮痍，章氏引以为傲的苕南书院也已经被战火烧毁。随着仕途再遭挫折，章濬再无宦游远方的志向。他开始整理规复荒废的祖产，修葺宗祠。同父亲一样，他长于医术，帮助了许多患者，闲暇之时，以诗文自娱。

章太炎丁清同治七年十一月三十日（1869．1．12）生于仓前镇章氏祖居，是章濬的幼子。他初名学乘，字称枚叔，也写作同音字槑叔、梅叔，这名字的寓意是学习西汉大辞赋家枚乘。又叫炳麟，是他的正式署名，大概也是族谱名。兄长有章炳森、章炳业两人，均为举人。

后来章炳麟提倡排满革命，慕好明朝遗老大儒顾炎武、黄宗羲两先生的为人，取顾氏之名"绛"字作为自己的名字，又从黄氏之字"太冲"和顾氏的"炎武"中各取一字，作文自署为"太炎"，乃是他自取的号。他后来虽然以"章炳麟"作为正式署名，"太炎"二字却最为人所知，世人称其为"太炎先生"或"章太炎"。本书行文为了简省，以下一般简称他为"太炎"。以号为称呼，前可不冠其姓，卜可不附以"先生"二字，也是有例可循的。

浙江地区虽在太平天国运动的变乱中元气大伤，幸而章家还保持了中产的生活，这使得太炎度过了相对安定富足的童年时代，并得到了最初的思想启蒙。清代初期，执政者曾经残酷打压汉人的民族意识，然而天下之人不敢言而敢怒，历史记忆和民族思想一直顽强地潜藏在人们的心底，即使是忠于清廷的汉族士人，也难免发出些对明清鼎革的感伤与微词。这种潜流在章太炎家族中，乃常常表露悸动。

太炎六岁开始读书就学，到了他九岁那年，外祖父朱有虔到了章家。朱有虔一名有泉，字秉如，一字左卿，浙江海盐人。朱氏世代书香门第，而朱有虔本人更是一位汉学家，他为外孙悉心讲解文章句读与经书大义，为太炎打下了最初的学问基础。在正式的经训学习之外，太炎自己亦读了不少课外读物。大约十一二岁时，他读到《东华录》里曾静、吕留良的文字狱故事，受到极大的震撼。

事情还得从明末遗民吕留良说起。

吕留良（1629—1683）字用晦，号晚村，后世人多叫他吕晚村。吕晚村乃是浙江崇德人氏，明亡时才十六岁，破家抗清失败，只好回乡隐居。吕晚村曾考取清朝的秀才，晚年归隐，著书讲学，后来又在溪妙山削发为僧。吕晚村自己是八股文的高手，他参与编写科举范文讲评时，就常常夹带私货宣扬民族观念。比如《论语》里有段孔子赞许管仲政治成就的话"微管仲，吾其披发左衽矣"，吕晚村在他的《四书讲义》中对此发感慨道："华夷之分，大过于君臣之伦。"

吕晚村到死默默无闻，直到雍正年间，他的这些言论叫湖南黄州一个屡试不第的老秀才曾静（1679—1735）读到了。曾静大为震撼，他想起"分别夷夏"的《春秋》大义，愤愤不平，于雍正六年（1728）采取行动，派遣弟子张熙投书川陕总督岳钟琪，欲策动他起兵反清——后者据说是宋朝名将岳飞的后人。岳钟琪却直接上书举报，将曾静及张熙在湖南逮捕。鞫讯之下，曾静很快表示悔罪，并把责任全然推诿与吕留良。世宗皇帝"大发慈悲"地赦免了曾静的死罪，却将他的供词与悔罪书《归仁说》，连同他自己为清朝法统辩护的上谕，编辑成了一部宣传册，名为《大义觉迷录》，发给普天下的臣民，以供洗脑之用。吕留良就没有这么幸运了，雍正十年（1732）十二月，早已去世的吕留良及其长子吕葆中被破棺戮尸，枭首示众，幼子吕毅中斩决，吕晚村的孙辈全家被发配宁古塔为奴，门生亲故一并株连，千千百百，或杀或流，天下震动。到乾隆帝继位时，感觉这《大义觉迷录》虽是"辟谣"，但客观上传播了好些对清廷不利的信息，于是立刻杀曾静，并将《大义觉迷录》全部召回，列为禁书。"曾静、吕留良案"成为清朝前期的一代大狱，而吕留良的著作，一直被禁到清朝灭亡。出于皇帝之手的《大义觉迷录》也成为官方禁毁的对象，更加说明了这些问题的政治敏感性。

少年章太炎读到的正是这个故事。《东华录》是广西全州人蒋良骐（1723—1788）编辑的一部史书，起因是蒋氏在乾隆朝参与编修国史时，将大内秘藏史料拣选抄录回家，又融入一些其他资料，始自天命，迄于雍正，勒为一编。因为当时史馆设在京师的东华门内，故号为《东华录》。因为蒋氏是业余时间抄撮成书，故《东华录》义例混乱，详略不当，实在算不上优秀的"史学著作"。然而在清代，一般读书人对于内廷所藏的史料根本无从窥览，所以《东华录》既出，提供了许多新鲜的知识，在嘉庆、道光以降十分流行，民间广为传抄，甚至日本人也渡海来求购。《东华录》本来是奉着朝廷的正统口吻，盗贼妖妄一般地记载文字狱故事的，谁想却与《大义觉迷录》一样起了副作用，把审讯中曾静交代的反清言论和被禁毁的吕留良思想保存刊布下来，广泛流传到民间了。其实清代前期的文字残狱又何止于此，《清代文字狱档》所载光雍正、乾隆两朝文字狱就有六十五起，一百多年后，少年太炎正是由此得到思想启蒙，萌发了反清的思想。

朱有虔闲暇时对外孙讲"夷夏之防同于君臣之义"，太炎追问前人是否有谈及此语的，他严正地答道："王船山、顾亭林已言之，尤以王氏之言为甚。谓历代亡国，无足轻重，惟南宋之广，则衣冠文物亦与之俱亡。"

想想吕留良的议论，太炎深觉不谬，他又想起《春秋》进中国退夷狄的大旨，胸中愈觉不平，于是发出狂论："明亡于满清，反不如亡于李闯"，"李自成非异族也"。

"今不必作此论。"外祖父回答他说，"若果李闯得明天下，闯虽不善，其子孙未皆不善。惟今不必作此论耳"。

朱有虔这话颇有深意。他并非认为少年太炎的见解错误，而只是说"今不必作此论"，显然是"政治敏感"，不能明说的意思。

这番马肝之论虽然在朱有虔的欲语还休下不了了之，却唤起了少年章太炎怀疑和反叛的血气。其实太炎受到的这种启蒙，在当时江浙地区的读书人家并不少见。比如，后来名满天下的大教育家蔡元培和太炎同年出生，家住浙江绍兴府山阴县，还是太炎的老乡。蔡元培少年读书的时候，他的老师王先生就常常爱讲吕晚村，谈起曾静的案子，还愤愤不平。后来太炎多次回忆起少年读《东华录》的经历："余之革命思想伏根于此。" 1912 年，即民国元年，他还特别去齐齐哈尔寻访吕氏后人，在供有晚村牌位的影堂祭奠晚村，并作文《书吕用晦事》。

太炎没跟父亲谈过读《东华录》的事情以及区别夷夏的想法，然而父亲身上别有深沉坚韧的民族气节。父亲曾跟他说：

> 吾家入清已七八世，殁皆用深衣敛。吾虽得职事官，未尝诣吏部。吾即死，不敢违家教，无加清时章服。[①]

自清兵入关，摄政王多尔衮下薙发令，废汉族衣冠，却并不能规禁人们下葬时的穿戴。所以许多汉人仍然穿着汉族服饰下葬，这叫作"生降死不降"。章家入清已经七八代，居然还固执坚持这种传统，死时仍然要穿汉族的深衣，可见文化传统流传的坚韧。不唯如此，太炎父亲坚持不去官府报到，表示政治上的不合作。章家有这样的传统也不叫人奇怪，明末满族南牧，浙江地区遭祸甚巨，抵抗也十分坚决。南明的鲁王就是在浙江绍兴监国，后来出海避敌，还有张煌言在浙东坚持抗清，所以江浙父老，尤其有深厚的民族情绪，自非一朝一夕。杭州出生的马叙伦曾经回忆，浙西的江山县（今浙江衢州江山市）本来文化繁盛，可是直到乾隆年间参加考试的都还不多，据说就是因为故家遗族反对清朝，文化与政治上都顽固地不合作。

多年以后，太炎回忆起自己艰险的革命生涯，曾经追忆起父

[①] 章太炎：《先曾祖训导君先祖国子君先考知县君事略》，《太炎文录续编》，第 212 页。

亲的教诲："（炳麟从事光复）遭累绁，遇狙击，未尝敢挫，幸而有此功：此皆先世遗教之所渐成也。"①

故家的文化传统与自由的学习环境，成了太炎革命思想生长的最初园地。太炎开始留意各种明末野史，到大约二十岁时，他收集并阅读的明末史料已经有十七种。历史事实往往是最有鼓动力的思想发源，日常见闻与书中故事互相激荡，太炎心中反清的思想，于是渐养渐盛。

第三节　诂经课艺中的旧学新知

章太炎在我国近现代学术史中占有重要地位。一方面，他接续旧统，集其大成，为清代学术开出前儒未有的新境界；另一方面，其于传统之中审视批判，颠废旧弊，别立一宗，而参酌西学，又下启整个新学术的建立。太炎的思想学术，本书后将详论，而此处我们将要循着他青年时代的求学经历，一窥他的学术训练和知识结构。考虑到他所处的时代与个人特点，我们借用陈平原的话来称谓青年太炎的学术训练与知识结构，命曰：旧学新知。

章太炎六岁开始读书生涯，八岁到十三岁间，由朱有虔开蒙。后来朱有虔离开章家，就由父亲章濬和太炎的大哥章篯（1853—1928，初名炳森，字椿伯）教导读书，太炎自己同时也晨夕无间地广泛阅读。太炎最初也按照父亲的意思学习律诗和科举文章，可是毫无兴趣，最钟情的还是广博自由的古文。光绪九年（1883），十五岁的章太炎奉父命参加科举县试，结果忽然癫痫病发作，没有考成。章濬也知道儿子文思偶傥，非帖括程式所能限制，所以这次之后，索性就叫太炎停止学习八股文。于是太炎辍时文不为，周览经史，专心于古之道术了。

---

① 《先曾祖训导君先祖国子君先考知县君事略》，《章太炎全集·太炎文录续编》，212 页。

光绪十六年（1890），父亲章濬去世，丧事料理完毕，太炎离开家乡，前往省城杭州，到名冠东南的诂经精舍继续学习。这一年，太炎二十二岁。

诂经精舍坐落在杭州西子湖畔，孤山南麓。

在近代学校制度建立以前，我国近古以来教育事业，粗略可分为官学与私学两端。所谓官学，是指朝廷出资办理的中央太学和地方州府的各级学校；所谓私学，则指社会民间主导兴办的教育。低级的私学有私塾、社学、义学等等，主要负责读书识字的知识讲授，和孝悌力田的道德教化；而高级的私学，即为书院。

"书院"一名，起于唐朝玄宗时代，原指朝廷藏书修书之所。到五代时候的南唐，民间学者与士人受佛门集会讲禅风气的影响，相聚讲论学问，所在亦称为"书院"，或沿袭佛教经师讲学所在，称为"精舍"。书院制度成于宋初，至南宋而大盛。不同于今日的"学校"，除去教育人才，书院更是文化学术的研究机构和社会知识阶级的社群团体。书院的负责人叫作"山长"，乾隆以后改称"院长"，多聘请一时有名的学者担任，与生徒一起讲论学问。有不少学者把我国古代的书院比附成英国导师制的研究性大学，不能说没有道理。因为是社会教育，书院的教育学术推崇自由，不必追随政治的指示和禁锢，甚至多有议论时政，所以历史上"学校议论"常常成为重要的社会政治议题，而书院也常常受到统治者激烈的迫害。照我们看，这种"社会的教育"与"学术的自由"，乃是我国传统书院制度的真精神。

清代的书院，随着社会政治形势的浮沉和学术风尚的变异，经过了很多变化，道光以后天下多故，国势日蹙，到太炎去书院求学时，各地书院的制度已经大为崩坏，所幸诂经精舍一直维持着高超水准，在当时是天下朴学研究的最高学府之一。诂经精舍的创办人仪征阮元（1764—1849），本身是乾嘉汉学总结式的大学者，嘉庆二年（1797），阮元任浙江学政，将一时的通经之士召集于西子湖畔，编辑经解训诂巨著《经籍籑诂》。后来，阮元接任浙

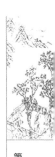

江巡抚，就在当日编书之地兴建书院，称作"诂经精舍"。"'精舍'者，汉学生徒所居之名；'诂经'者，不忘旧业，且勉励新知也。"① 嘉庆二十五年（1820），阮元巡抚两广，又接续诂经精舍的规模，在广州建立"学海堂"——梁启超遇见康有为之前就在这里就读。

当时天下的书院，以教授八股时文培训科举考试为最多，诂经精舍却是不屑于这种流俗，以博习经史辞章为教学目的，"以励品学，非以弋功名"。诂经精舍诸山长以为"人才出于经术，通经由于训诂"②，特别推重东汉经学大师许慎与郑玄的师法，在精舍之中立"许郑祠"祭祀两位先师。诂经精舍以一座书院，对整个浙江一时的学术风气都有极大影响，实实在在配得上"学府"二字。

诂经精舍在太平军围攻杭州时夷为丘墟，直到同治五年（1866）春天才重建。两年之后，著名学者俞樾（1821—1906）受邀来任教席，诂经精舍迎来了再次的，也是它最后的黄金时代。这位俞先生乃是浙江德清人氏，字荫甫，是太炎人生中极为重要的业师。俞樾来到诂经精舍，一教就是三十一年。俞樾学问博杂，兴趣广泛，不但博淹小学与经学，更是清代诸子学研究复兴的重要人物。他所著的《群经平议》《诸子平议》，均叮称为一代名作，而晚年名作《古书疑义举例》，更是被章太炎称许为"尽天下之方"。清代著名的侠义小说《三侠五义》，也经俞樾之手的删改成为《七侠五义》。其余如戏曲、诗词、书法等领域，俞樾都有研究，称得上一代宗师，日本和朝鲜都极受推崇。

早在进诂经精舍之前，太炎的经学基础已经相当好。十八岁那年，他得到了汉学巨著《皇清经解》，这部书乃是阮元道光年间

---

① 阮元：《西湖诂经精舍记》，《揅经室二集》卷七，续修四库全书第557册，第226页。

② 孙星衍：《诂经精舍题名碑记》，《诂经精舍文集》卷首，嘉庆六年（1801年）刻本。

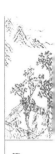

在广州的学海堂组织编辑的经解著作大全集，所以也叫作《学海堂经解》。这部书收集清代经解著作一百八十八种，一共有一千四百零八卷，章太炎花了两年时间从头到尾通读，还嫌不够，又读了这部书的续编《南菁书院经解》一千四百三十卷。及到了杭州，太炎拜在俞先生门下，一学七年，接受了严格的朴学训练。太炎刻苦而富于创造力，敢于挑战老师的成说；俞先生教学审慎而宽容大度，常与太炎往复讨论。师生二人，相得而益彰，太炎于是学问大进。

俞樾特别反对当时学者严守家法师说畛域，自己学无常师，左右采获，太炎作为他的弟子，也深受这种态度影响，在诂经精舍时与浙江的许多著名学者交游。仁和高学治（1814—1894，字宰平）淹博群经，定海黄以周（1828—1899，字元同）纵考历代礼制，太炎常常向他们请教经义；仁和谭献（1832—1901，字仲修）善文章，太炎从其请教文辞法度。这些先生的学问思想各有门派，太炎得以旁参杂取，择善而从。而这些传统学者实事求是的态度，尤其对太炎影响深远，在后来回忆先师的两篇文章《俞先生传》和《高先生传》里，章太炎都特别着墨于自己向俞樾和高宰平请教问题的师生问答，虽然是一字之义，老师也反复斟酌，不敢妄下断语，于是"每下一义，泰山不移"①。太炎后来将自己所见的清代经师列为五等，俞樾、黄以周以及后来结识的孙诒让都被推为第一流。

除了学问，四位老师的人格也对章太炎很有影响。黄以周为人严正，独行高标，太炎称赞他"不与世俗成亏"②。高宰平见到太炎时已经七十五岁，不但为太炎解答经学问题，更勉励后生在乱世之中修行君子之德："夫处夷陵之世，刻志典籍，而操行不

19

---

① 《说林下》，《章太炎全集·太炎文录初编》，上海人民出版社，2014，第118页。

② 《黄先生传》，《章太炎全集·太炎文录初编》，上海人民出版社，2014，第221页。

衰，常为法式，斯所谓易直弻中，君子也。小子志之!"①

在诂经精舍的七年中，章太炎在经学、史学、诸子学、文学、小学等"旧学"领域都得到训练，为日后打下坚实基础。诂经精舍每月朔望两次考试，学生所作的考据作业，称作"课艺"，其中优秀的作品，在厅堂展示而后刻印出版。在章太炎读书时代出版的"优秀课艺选"《诂经精舍课艺》第七、八两集中，太炎共有三十八篇入选，为入选的六七十人之冠，同时他还负责全书的校雠，由此我们可以了解他当日学业的特出了。

"旧学"之外，他自己还特别关注西洋的"新知"。在这时期所作的笔记《膏兰室札记》里，他大量提到西方自然科学的知识，并试图用来引证解释"旧学"的问题。在戊戌变法以前，我国已经兴起各种官府翻译馆和西洋传教士组织的西书翻译，毫无疑问，太炎必定读了不少这些译书。到底都读了什么书，从哪里得来，我们今日无从详考，不过约略可查的，有益智书会刊行的《天文揭要》、江南制造局翻译馆翻译的《地学浅释》和广学会重印的《格致探原》，这几本书都指向同一个地方：上海。有学者统计，第二次鸦片战争（1860）以后，全国译书逾七成出自上海，杭州地近，流风所及，恐怕也不奇怪。然则青年太炎的"旧学"与"新知"，诚为时代风潮的产物了。

太炎在诂经精舍肄业的时代，已经到了我国传统书院的最后光景，甲午之后，各地开始兴起效仿西方的新式书院和学堂，传统书院迅速衰落了。太炎离开诂经精舍不久，光绪二十三年（1897），今日浙江大学的前身求是书院，就在杭州建立了。章太炎这一代学者身上，实是带着我国传统教育与学术的最后光荣。

① 《高先生传》，《章太炎全集·太炎文录初编》，上海人民出版社，2014，第216页。

第四节 从变法到革命

当太炎在诂经精舍中沉潜学问时，时代巨变的霹雳列缺早在地下滚滚蛰伏，它终于要訇然炸裂，撼动神州。光绪二十年（1894），中日甲午战争爆发，北洋水师覆灭，举国震动；次年《马关条约》合议既成，辽东、台海割陷日本，清政府赔款白银二万万两，北京的举人及官员联合上书，轰轰烈烈的变法运动拉开了序幕。

光绪二十一年（1895），上海强学会成立，还在诂经精舍的太炎就马上寄去十六元会费入会。到了明年的年末，太炎眼见时局变化的激切和浙江风气的保守，终于坐不住了。他顶住俞先生的不悦和反对，接受梁启超、汪康年的邀请前往上海，在他们主持的《时务报》中担任主笔，由此投身在巨变的洪流中。这一年，太炎二十九岁。

清末"变法"的旗号之下，其实有众多不同的派别，他们的主张互有同异而分合反复，形成了极其复杂的形势，我们不能简单地划派别贴标签。在这种复杂的潮流之中，章太炎也有自己的思想主张与力行实践，而这其中最重要的事业，厥为学会与报务。

戊戌变法时代蓬勃蕃兴的所谓"学会"，性质介于学术团体与政治团体之间，大多数一方面研究学术思想，一方面宣传政治主张、抨击朝政，一望之是有志之士敞于时代危亡，联合起来从事救国的一片阵地。康有为最早成立强学会时就说："中国风气向来散漫，士夫戒于明世社会之禁，不敢相聚讲求，故转移极难。思开风气，开知识，非合大群不可，且必合大群而后力厚也。合群非开会不可。"[1] 太炎最早参加上海强学会，后来于光绪二十三年

---

[1] 茅海建：《从甲午到戊戌：康有为〈我史〉鉴注》，生活·读书·新知三联书店，2009，第129页。

（1897）与宋恕、陈虬等在杭州成立兴浙会，创办《经世报》作为机关刊物。同年秋天，又与常州人恽积勋、恽毓麟、董康等一起组织了译书公会，创办《译书公会报》。

光绪二十三年初，北京和上海的强学会遭到封禁，当时太炎正在上海《时务报》任主笔，于是写作了《论学会大有益于黄人亟宜保护》，文论述学会开启风气的意义，他针锋相对地批评道：

> 呜呼！昔之愚民者，钳语烧书，坑杀学士，欲学法令，以吏为师，虽愚其黔首，犹欲智其博士；今且尽博士而愚之，使九能之士，怀宝而不获用，几何其不为秦人笑也！①

太炎这篇文章反响极大，联合其前后报章议论，很快将他的文名传播开来。我们今天看看这段话，仍然觉得振聋发聩。

太炎看出报章的巨大宣传力，认为是推动政治和社会改革绝好途径："今欲一言而播赤县，是惟报章。"② 他在戊戌变法前后主持或参与了多种报刊的编辑和撰写，今天所知的，依次有《时务报》（1897）、《经世报》（1897）、《实学报》（1897—1898）、《译书公会报》（1897—1898）、《正学报》（1898）、《昌言报》等。在《昌言报》上，太炎还连载了与曾广铨合译的《斯宾塞尔文集》。

太炎在报纸上的文章，多为变法的鼓吹与反思，而闳学深识，雄文健笔，文章一问世，马上得到知识阶级的赏叹。谭嗣同赞叹太炎的文章说："读其文，真巨子也！"③ 黄遵宪则高兴地称赞太炎"大张吾军，使人增气"。不过太炎的文章，不少字句太古奥，也不免教许多读者索解困难。

---

① 汤志钧编：《章太炎政论选集（上册）》，中华书局，1977，第 11 页。

② 汤志钧编：《实学报叙》，《章太炎政论选集（上册）》，中华书局，1977，第 29 页。

③ 谭嗣同：《致汪康年梁启超》，《谭嗣同集》，岳麓书社，2012 年版，第 557 页。

当时的学会和报纸，大多勃然而兴，倏忽而灭，太炎参加的学会和一些报纸，大多只维持数月或期年而已。然而在这些报章之中，却贯穿着太炎一贯的主张实践。

太炎的观察与批评，紧紧跟随一时政治与思潮的变化，李鸿章联俄反日，则作《论亚洲宜自为唇齿》，建议团结黄种；执政封禁强学会，则作《论学会大有益于黄人亟宜保护》；时人风传要开"万国弭兵会"，则作《弭兵难》。变法风潮，举国披靡，太炎独留有冷静的反思。他在《经世报》发表《变法箴言》，批评当时提倡变法者的大病，一种"华妙之士"逃匿于佛学，不能讲求功用利害，缺乏坚忍的勇气；而另一种"猝暴之士"不分青红皂白推行新法，又不能切合实际。当时很多士人救世心切，思想主张细大不捐，乱无头绪，太炎对此也常常批评："时新学初兴，为政论者以算术物理与政事并为一谈。余每立异，谓技与政非一术，卓如辈本未涉此，而好援其术语以附政论，余以为科举新样耳。"①

借由报章，太炎不断整理发挥自己的思想，在学术上开拓新境界。他从这一时期开始的很多报刊文章，如《平等论》《读管子书后》《儒法》《论民数骤增》《弭兵难》《商鞅》等，都是日后重要论文的雏形，后来汇集而成的，正是石破天惊的《訄书》。

大凡议论文章，常能显露作者自身的神采，太炎这时期的一些报纸文章，就浑身透出一种独特的人格气质。我国近古以来的学问之士，大多缺少一种浩然之气，崇尚渊雅和缓，好温柔敦厚而少妨激烈，反感强势的人格。西汉人戴圣整理的先秦儒家文献集《礼记》中有一篇《儒行》，假托孔子回答鲁哀公问的故事，独塑造出一种人格亢直尊严、论辩慷慨强势的另类儒者形象。太炎这时期的不少文章，像《变法箴言》《实学报序》，至于后来的《上李鸿章书》等，文章中为人论说的"作者"，明显露出类似

① 汤志钧编：《章太炎年谱长编（增订本）》，中华书局，1979，第22—23页。

《儒行》的气质,《儒行》里孔子为鲁哀公"更仆留数"的语句,更常常被太炎使用。这种气质,简单说,是有学问有见识学者之外,又透出一种刚强奇伟的"气节"——这既是太炎的好尚,也是他对自己的期许。后来太炎老年讲学,反复表彰提倡《儒行》的思想,其实他对这种人格气质的好尚,是从早年起一以贯之的。

借由文章的传播,几年之内,章炳麟的大名,渐渐在海内传开。当时南皮张之洞在两湖开府,支持变法,一日齐集幕僚,问今日谁为海内贤士?幕下有大诗人陈衍应声答道:瑞安孙诒让,余杭章炳麟。可见当日太炎为知识阶级所重的情形了。①

太炎虽然以思想言论登场名世,但是并没有整体的变法纲领,政治主张亦未能超出当时一般志士的大体范围,他只是批评反思。多年以后,太炎曾经和好友孙宝瑄聊起戊戌变法,用《红楼梦》中角色,戏说起当时人物:

> 枚叔辈戏以《石头》人物比拟当世人物,谓那拉(即慈禧太后——引者,下同),贾母;在田(载湉),宝玉;康有为,林黛玉,梁启超,紫鹃,荣禄、张之洞,王凤姐……沈鹏、金梁、章炳麟,焦大。②

24

焦大醉酒,对着老宅子的不肖子孙痛骂,太炎则为这老大帝国横说纵论,讲着"变法箴言"——这么看起来,两人倒真有些像。然而焦大虽然看不惯治家的诸种货色,心里着急,却也无能为力,因为他和太炎一样,都只是小配角而已。而这一场轰轰烈烈的活剧主角之一,正是南海康有为。

康有为比太炎年长十一岁,算是同一代学人。康有为自年轻时代宗法公羊学,他在经学方面的重要名作《新学伪经考》,认为

① 朱镜宙:《章太炎先生轶事》,《追忆章太炎》,第134页。
② 孙宝瑄著:《忘山庐日记》,上海古籍出版社,1983,第360页。

西汉以来流传的古文经传都是刘歆的伪造，稍后完成的《孔子改制考》，则以为六经为孔子所作，而孔子为变法改制的"教主"。有为这种"以作为述""六经注我"的学术，自然犯了朴学家章太炎的"大忌"，更何况太炎在诂经精舍时，最推崇的便是刘歆的学问，自己还专门刻了一方"刘子骏私淑弟子"的印章。两人的学术虽然针锋相对，但太炎并不是严守师法的古文家，在戊戌变法时代，他同样采用"通三统"等公羊学的说法，在戊戌变法前后，他和有为在学术上还不到水火不容的地步。更何况太炎确实支持变法，他绝非康有为的政敌，相反，后来保守派舆论攻击有为时，太炎倒勇敢地对他回护。可是他们二人之间，却另外横亘着一条巨大的鸿沟，那就是"创立孔教"。

太炎走出书斋初到上海，便开始和康有为的门人交游。太炎向梁启超请教他老师的宗旨，梁启超说了"维新变法"和"创立孔教"两件，太炎答道：变法维新为当世之急务，可是尊孔设教，有煽动教祸的危险。太炎在上海时间一长，发现康有为及其门徒所谓"创立孔教"，并不是文章上说说而已，更在自己身上就有实践。康有为本人颇有宗教领袖般的卡里斯马（Charisma），不少学生对其信仰敬畏，唯命是从，太炎写道：

　　康党诸大贤，以长素为教皇，又目为南海圣人，谓不及十年，当有符命，其人目光炯炯如岩下电。[1]

　　或言康有为字长素，自谓长于素王。其弟子或称"超回"、"轶赐"，狂悖滋甚。[2]

[1]　汤志钧编：《致谭献书》，《章太炎政论选集（上册）》，中华书局，1977，第14页。

[2]　汤志钧编：《章太炎年谱长编（增订本）》，中华书局，1979，第46页。

康有为原名祖诒，号为长素，当时人传说，是"长于素王"的意思，亦即比有"素王"之目的孔子还要优长。时人还传言，康门弟子命字有"超回"（陈千秋，意指超过颜回）、"轶赐"（梁启超，意指超过子贡）、"驾孟"（麦孟华，意指超过孟子）等，康有为既然优于孔子，康门弟子也能凌驾在孔门弟子之上。其实，康门弟子的命字实属谣传，康有为也未必真有"长于素王"之意——他就特别辩解实际是取颜延年《陶徵士诔》中"弱不好弄，长实素心"的话，其淡泊之意恰与"有为"形成互补的反训，但这种传说却反映了当时人对他这种过度自信乃至自负的反感。

其实就真有"长于素王"这回事，对太炎也不是什么问题，一来太炎从来不把孔子当圣人，二来做圣人本来是中国读书人心中的寻常理想，太炎自己狂起来的时候"圣人"都未必挡得住——太炎便有《订孔》乃至"诋孔"之作，对孔子的权威也并不是特别在乎。他反感的是"作教主""作教皇"。稍后在武汉时，张之洞的幕僚梁鼎芬曾问太炎："闻康祖诒欲作皇帝，有所闻乎？"太炎答道："只闻康欲作教主，未闻欲作皇帝。实则人有帝王思想，本不足异，惟欲作教主，则未免想入非非。"[1]

康有为带着一伙徒弟神经兮兮地"作教主"，太炎看在眼里，未免觉得癫狂可笑。然而太炎也不是省油的灯，他一方面看不上有为这些徒弟，觉得"才气太弱"，另一方面又常常忍不住对着他们不留情面地批评乃师，自然引起极大不满。太炎学问深闳，康有为的弟子们哪里辩论得过他，引而不发，对太炎就日益切齿；一次太炎酒后失言，又对人批评起有为，说他狂悖恣肆，造言不经，简直是"教匪"。结果这些话被听者泄露出去，有为门人听到后终于恼羞成怒，不久之后，纠合麕集，前来兴师问罪，终于大打出手，至于拳殴太炎。

---

[1] 汤志钧著：《章太炎年谱长编（增订本）》，中华书局，1979，第38页。

冲突至此，太炎势必无法再与康党合作了。于是他离开上海，返回了杭州。

正在这时，湖广总督张之洞受到幕僚的举荐，延请太炎北上，帮助其主办《正学报》。太炎早有意去湖北游览，于是欣然前往武昌。

太炎一直尝试与朝廷的权臣合作变法，光绪二十三年（1897），德国借故入侵山东胶州，俄、英、日本各国纷纷进逼，土崩瓜分的危局，惶惶如不旋踵。明年正月，太炎以布衣上书直隶总督李鸿章，陈说天下列国形势，建议与日本联合，制衡他寇。然而上书之后，却如泥牛入海，毫无消息。此次太炎到武昌，满心希望，但是跟之洞的幕僚交往，主张又不相合。世上最难作的，就是长官授意的文章，太炎勉为其难，为张之洞写作了《正学报》的"缘起"与"例言"。张之洞将其组织幕僚正在编写的《劝学篇》出示太炎，太炎看到其上篇（内篇）都是教人忠于皇帝、遵守纲常的训诫，心中大不以为然，避重就轻，语带讥讽地说："下篇（外篇）为翔实矣。"① 他对人说：张之洞所谓"忠"，乃是愚弄民众效忠异族；"今九世之仇纵不能复，乃欲责其忠爱。忠爱则易耳，其俟诸革命以后！"② 这样激切的话引起张之洞及其门客的强烈不满，认为太炎欺君犯上心术不正，张之洞礼送太炎离开，返回上海。是太炎北干张之洞，前后只有一月有余。

太炎回到上海，与友人交游议论，密切关注着时局的发展。光绪二十四年四月二十三日（1898.6.11），德宗皇帝师中，明定国是诏"，发表烈烈的"百日维新"正式开始了。

从乙未到戊戌，是太炎走出书斋登上历史舞台的最初时期。太炎自幼萌发民族主义情感，虽然"与尊清者游"，却并不"尊

27

---

① 汤志钧编：《章太炎年谱长编（增订本）》，中华书局，1979，第34页。

② 《艾如张、董逃歌序》，《章太炎全集·太炎文录初编》，上海人民出版社，2014，第247页。

清"。事实上，同在"变法"旗号之下，大家的主张也差别万殊。有学者指出，后来常和"变法"并列的"维新"二字，其实是康党的专用①。确实，太炎后来专门在报纸上发表过《论承用维新二字之荒谬》，指出"维新"二字的无意义，我们检看他在戊戌前后的文章，从来没提"维新"二字——这很有可能也是有意为之。只此一点，就可见太炎变法主张上和康党的距离了。

光绪二十三年（1897），太炎在他那篇著名的《论学会大有益于黄人呕宜保护》中说：

> 吾闻《齐诗》五际之说曰：午亥之际为革命，卯酉之际为革政……变郊号，柴社稷，谓之革命；礼秀民，聚俊材，谓之革政。今之亟务曰：以革政挽革命。②

所谓"齐诗"，是《诗经》学中的齐学一派。后来的许多学者抓住"革政"与"革命"这对名词，讨论太炎在"改良"与"革命"间的摇摆，照我们看未免迂腐扞格，况且太炎当时所谓"革政——革命"和后人的"改良——革命"，也并不完全是一回事了。要之太炎不是职业政治家，他的"思想主张"和"政治主张"之间既有密切联系，又常常存在距离。思想主张可以直往单纯，政治主张却容易随着时事形势常常变化。乙未戊戌之际，太炎实实在在是个"变法党"，这不妨碍他同时抱持排满复汉的思想主张，同时在政治主张上，却仍然想以革政避免革命。

然而戊戌变法忽地失败了。

光绪二十四年八月六日（1898.9.21），慈禧太后发动政变，重出训政，德宗被幽瀛台，康梁亡命海外，六君子被杀，形势急转直下。西太后返政之后，将一切报馆禁止，并下严令捉拿主笔。

---

① 叶斌：《戊戌变法与"维新"名号》，《文汇学人》2016年8月3日。
② 汤志钧编：《章太炎政论选集（上册）》，中华书局，1977，第13页。

太炎因为曾和《时务报》的关系，也在通缉之列，于是在日本友人的介绍下，匆匆举家前往台湾躲避。这期间，太炎在《台湾日日新报》供职，在该报上发表了大量诗文，同情康梁变法，抨击西太后为首的清朝执政。在台湾居住不久，太炎又和日本友人一起东渡，到日本各地游历。

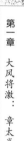

在日本，太炎住在梁启超东京的家里。有趣的是，太炎在室内随地吐痰，颇为管家的日本女人耻笑——当日国学大师也避免不了随地吐痰的恶习，可见随地吐痰真是我国源远流长的"国粹"了。经由梁启超的介绍，太炎终于在横滨第一次见到了大名鼎鼎的孙中山。早在孙中山伦敦蒙难的故事见诸报端的时候，太炎就从梁启超口中得知"此人蓄志倾覆满洲政府"，甚为之心壮。不过这次见面，太炎与孙中山相谈并不太深入，太炎的印象是他空话太多，只是个"孙大炮"，未必真是造反的材料。

周游日本数月之后，太炎返回上海，而此时国内的政治情势，正愈发坏下去。戊戌政变以后，西太后一方面罢黜维新人士，一方面在朝廷上布置刚毅、荣禄等自己的心腹，百日维新所谓新政，在一个月内被全部废除。不久，西太后立端王之子溥儁为大阿哥，又闹出"己亥（1900）建储"的风波。当时海内外一般士人对光绪皇帝仍然寄予期望，戊戌以后，海外侨民不断有请求"复政"的电报。"己亥建储"被认作是废黜光绪皇帝的前奏，一下子引起舆论大噪，电报局沪局总办经元善，联合上海绅商一千余人联合上奏，请求归政皇帝，刚刚回国的太炎也被列名其中。西太后对此怒不可遏，下令捉拿著名的绅商，太炎又一次遭到通缉，只得逃入租界。

政局的混乱终于在庚子年大爆发。光绪二十六年（1900），义和团蜂起华北，八国联军围陷北京，慈禧太后携光绪皇帝仓皇逃往西安，天下震恐。鲁、粤、江、鄂、闽等省的督抚，不顾清廷向列强宣战出兵的诏书，施行"东南互保"，维持半壁江山的稳定。太炎看准时机，第二次向时任两广总督的李鸿章上书，劝他不要北上勤王，不如直接脱离清廷独立，"明绝伪诏，更建政府，养贤致民，以全半壁"①。可是同前次上书一样，这封信仍然毫无回音。

太炎的这些举动并非随波逐流。在避地台湾前后，他先后发表过两篇关于挽救政局的建议，即为《客帝论》和《分镇》。太炎征于危如累卵的局势，觉得如若先反清，恐怕招致亡于外敌的大祸。同时，光绪皇帝在戊戌变法中的表现仍然让他寄有希望，"（圣明之客帝）椎匈蟊臂，以悔二百五十年之过矣"②，于是他提出一种曲折的说法，奉孔子的苗裔为中国之主，只把清朝君主视作汉人的行政长官，好比战国时代在别国做事的"客卿"。此即所谓"客帝"。太平天国运动以后，地方督抚力量勃然兴起，并且多为汉人，太炎又考虑在当时国家整体变法受挫的现实下，可以借鉴历史上局部分裂的经验，设立地方藩镇，降低中央政府失效而天下土崩的风险，用以防范列强瓜分，与其"瓜分而授之外人"，不如"瓜分而授之方镇"。此即所谓"分镇"。我们观察上面太炎在己亥庚子间的行动，正好像这两种见解的体现。

然而现实却丝毫不如太炎所料。庚子之乱愈发暴露出德宗皇帝的无力，即使逃出北京，光绪还是不能摆脱西太后的控制。联军入寇北京，士民贴着"顺民"牌迎接，无一殉国，可见对清朝君主毫无信仰。如此则费心为"客帝"迁就辩护，岂非多此一举？"东南互保"中，地方督抚虽然公然依违朝廷，然而终究是清室的犬马，压根不可能独立或者推翻清廷，对于这些色厉内荏的角色，"分镇"又何从谈起？同时，戊戌政变以后，清廷最高执政又重新倚重满人，满汉之间的恶感重新复活加剧。这些事实，都使得太炎开始改变自己的政治主张。

---

① 汤志钧编：《庚子拳变与粤督书》，《章太炎政论选集（上册）》，中华书局，1977，第145页。

② 《訄书（重订本）》，第118页。

正在庚子年这四海鼎沸的大乱之时，太炎忽然接到了参加"中国议会"的邀请。

话分两头，先是，康有为流亡海外，在美洲成立"保皇会"，以"救上"为旗号，在当时海内外颇有号召力。保皇会计划武力勤王，起兵救出光绪复政，湖南浏阳人唐才常（1867—1900）成立"自立军"响应联合，密谋在长江中下游起事勤王，并徐图在南方建立新政府。直到庚子年大变激生，联军入寇，才常认为时机已到，预备起兵，于是先期和同仁邀集各省志士，在上海愚园召开"中国议会"。光绪二十六年七月一日（1900．7．26），太炎接受邀请，前往参会。

"中国议会"也叫"中国国会"，当时参加的有容闳、郑观应、汪康年、宋恕、沈荩、陈三立、严复等八十余人，皆是民间名流。会议的主旨为：一、不认通匪矫诏之伪政府；二、联络外交；三、平内乱；四、保全中国自立；五、推广中国未来之文明进化。会议投票推举华侨容闳为临时会长，严复为副会长，唐才常任总干事。其实所谓的"国会"，只是一群乌合之众，大家乘兴而来，却各怀鬼胎，党见歧异，而唐才常自己台面下，又另有密谋。

"议会"一方面表示不承认清政府，同时又称拥护光绪皇帝——这大概是才常周旋各党弥合分歧的苦心，也可看出政治活动往往没那么多学理可讲。然而太炎并不买账。七月四日召开第二次会议时，太炎径直递上一份《请严拒满蒙人入国会状》，直指□□反清……勤□足日相才后，主张不许满人入会，救山光绪皇帝只作平民。他直接对才常说："诚欲光复汉绩，不宜首鼠两端自失名义。果欲勤王，则余与诸君异趣也！"[1] 太炎的反清论调被认为过丁偏激，全会无一人赞同，太炎也毫不犹豫，当众宣布退出"议会"。几天后，太炎更将自己的发辫，一并割断，并作《解辫

---

① 汤志钧编：《章太炎年谱长编（增订本）》，中华书局，1977，第61页。

发说》一篇，发表在《中国旬报》上，宣告自己与清廷决裂，再无回旋余地。

这一年，太炎三十二岁。

太炎在会议上的主张，看起来确实有些过火而不合时宜——同样与会的孙宝瑄是太炎的好友，对太炎此举十分反感，觉得不分青红皂白地逐满"极无理而品最下"[1]。

有趣的是，太炎在会上要严排满蒙，直接就击中了一位将要参与"议会"的满人，这正是前文提到一同被比作"焦大"的金梁（1878—1962）。而这位金梁，还是太炎私下极相与的好朋友。一次太炎演讲说，要排满，一定先杀金梁，因为满洲要是多几个圣人，革命就难了。从此金梁的朋友都打趣地管他叫"满洲圣人"，而金梁和太炎仍然交往如常，据说太炎避难期间曾躲在西湖凤林寺，有满洲少年想去追杀他，金梁还为太炎解围。太炎的《訄书》初刻本刊行，里面有许多排满的话，金梁反倒购买了数十部赠送给自己的满洲朋友，说："汉人已如此，我们还可不振作吗？"太炎的老乡蔡元培对这事调侃地说道："金君倒真是章君的知己了。"[2]

今天我们饱受革命宣传和戏剧文学的影响，"割辫子"好像是那时候人们稀松平常的必演节目了。可是我们要想想在清时代，有多少人因为辫子被杀害，而当时在清廷统治仍然较为稳固的内地，太炎公开割去辫子，无异于揭竿造反，当时真可谓惊世骇俗。不少朋友认为他疯了，宋恕对他说："君以一儒生，欲覆满洲三百年帝业，云何不量力至此！得非明室遗老魂魄冯身耶？"[3] 明年，太炎回到杭州谒见恩师俞樾，据说年迈的俞先生大为光火，将他逐出师门，当场辞气陵厉地责骂道："今入异域（指逃广台湾、日

① 孙宝瑄著：《忘山庐日记》，上海古籍出版社，1983，第 409 页。

② 蔡元培著：《蔡元培自述》，中国言实出版社，2015 年版，第 39 页。

③ 汤志钧著：《章太炎年谱长编（增订本）》，中华书局，1977，第 67 页。

本——引者），背父母陵墓，不孝！讼言索虏之祸毒敷诸夏，与人书指斥乘舆，不忠！不孝不忠，非人类也！小子鸣鼓而攻之可也！"太炎也严正地回答道："弟子以治经侍先生。今之经学，渊源在顾宁人，顾公为此，正欲使人推寻国性，识汉虏之别耳，岂以刘歆、崔浩期后生也！"之后，太炎在报纸上发表了《谢本师》，宣布师生之谊走到尽头。① 再后来，太炎革命反清的名声日渐盛大，章氏族人怕受牵连，在余杭家祠中开会，全族决议将太炎开除出族。

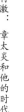

我国传统以"天地君亲师"为生人的至大，当太炎决心革命、操刀一割的时刻，早已经"无君""无亲""无师"，只剩下天地间这特出独立的人格了。

"中国议会"终因意见分歧解散，不久，自立军计划泄密，唐才常被张之洞逮捕杀害。从此以后"保皇"的旗帜失去魅力，再也没有武力"保皇"的运动发生了。而庚子年的大乱，最终以丑恶的《辛丑条约》落幕。

唐才常事败身死，太炎虽然早退出"中国议会"，却仍然受到牵连，第三次被通缉。在上海租界躲避了一阵之后，太炎到苏州的东吴大学堂任汉文教授。东吴大学堂即后来东吴大学的前身，因为是美国基督教监理会资办的教会学校，中国官吏一般不来搜查，太炎得以避难。可是太炎上课仍然不安分，一边自己写作一篇《正仇满论》投在报纸上反驳康党保皇的主张，一边时时向学生宣讲反满言论，给学生出"李自成胡林翼论"这样涉及"政治敏感"话题的作文题目。消息不胫而走，江苏巡抚恩寿派人到学校捉拿"乱党章某"，太炎听得风声，只得东渡，第二次流亡日本。

太炎以光绪二十八年正月二十一日（1902．2．28）到达横

33

---

① 对于这故事，此处仅采取一般说法，本书第四章尚有更深入的辨证，请读者注意参看。

滨，借住在梁启超主持的《新民丛报》报社里，不久又到东京。当时孙中山住在横滨，邀请太炎前往宴集，大奏军乐欢迎，兴中会同志人人敬酒，太炎畅饮七十余杯，略无醉意，豪情风发，意气相投，举座大欢。在这一时期，他和孙中山交流逐渐深入，就平均地权、国都选址等革命后的建国蓝图展开讨论，至此与孙中山定文。

太炎在东京结识了秦力山、冯自由、周宏业、王思诚等抱持排满主张的同志，于是商定于当年的农历三月二十日（1902．4．27）举行明朝灭亡的纪念活动，名为"支那亡国二百四十二年纪念会"，公推太炎的文章学识，由他擎笔起草了一篇悲壮动人的宣言书，众人签名，印成传单，广为投放，意欲借此造成声势，先在留学生中鼓动风潮。关于纪念会的日期，当时与会的冯自由后来回忆说是选定明朝崇祯皇帝殉国的三月十九日（4.26），至于"二百四十二年"的年份，按照太炎当时的习惯，乃是从南明最后一朝永历帝被俘的永历十五年（1661）算起的。

纪念会当天，各地留学生齐聚东京上野的精养轩，讵料清政府驻日公使蔡钧事先觇得情报，请求日本外务省出面，强制解散了集会学生，并把太炎等组织者直接带到警察署。到了神乐阪警察署，警长问太炎籍贯是清国何省人，太炎答道：我们都是支那人，不是清国人。警长闻之大为惊怪，又问他是什么阶级人士："士族乎？抑平民乎？"太炎又答道："遗民"。警长听了连连摇头，仍勒令解散纪念会。争论无益，大家各自散去，纪念会不了了之。——这里值得一提的是"支那"一语源出梵文，原是印度古代佛经对地理上中国的称呼，汉传佛教徒译成"支那"，同义的还有"震旦"。日本近代富强之后，初用"支那"作规避朝代政权而直接称呼地理中国，后来返流回中国，被太炎一辈人借用为中性的称呼。然而随着"支那"在日本贬义色彩越来越重，中国人也开始厌恶"支那"这个词，后来《太炎文录初编》收录了宣言书的修订版，题目已经改成"中夏亡国二百四十二年纪念会书"。

六月，太炎回到上海，不久就回到故乡，杜门不出，把全副心思放在《訄书》的增删修改上，直到光绪二十九年（1903）春天，他接到了老乡蔡元培的邀请，到上海爱国学社任教。当时爱国学社之中，蔡元培讲授伦理学，吴稚晖讲授天演论，太炎就在此时接受邀请，去讲授国文。

作为老师，太炎别具一格，别的不说，模样先就怪异。他的辫子既早割断，衣服却还是旧时的长衫。到了夏天，他裸着上身，直接套一件浅绿色的半袖纱衫，裤子却没有腰带，只用两根绑腿绳接在一起松垮地系在腰间，大大咧咧，双手时不时地还要提提裤子。名为"讲授国文"，实际上课没有课本，他只坐在那里漫无边际地跟学生闲聊，讲讲明末清初的兴衰往事，谈谈他自己的排满光复大义。又到了作文课，章老师还是不照常理出牌，这回倒不是"李自成胡林翼论"了，而是叫学生写自传，题目却定成"某某本纪"——在传统纪传体体裁的史书里，可只有名号正统的皇帝才配得上"本纪"二字。学生陶亚魂、柳亚子在自己的"本纪"里提到自己过去思想追随"纪孔保皇"，太炎毫无架子地把自己那篇《客帝》当成反面教材给他们看，写信告诉这两位学生说：要知道生人智识程度本来都差不多，初进化时，没有不经过"纪孔保皇"这两关的。

正是在爱国学社里，太炎结识了邹容（1003 1905）。邹容既血气张扬，正好遇见章太炎特立独行，二人一见，正是意气相投，欣赏倾慕。前文说过，太炎青

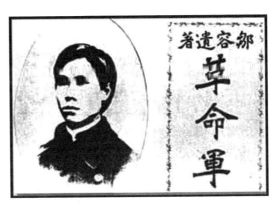

邹容与《革命军》

年主张变法的时候，无论张之洞的幕僚、康有为的弟子，他全看不上，偏偏对待年轻人，他却一点架子也没有。除了邹容，爱国学社里还有邹容的同学河北人张继（1882—1947，字溥泉）和陆师学堂退学来的湖南学生章士钊（1881—1973，字行严），都是青年英姿，意气昂扬，太炎也不论师生，没大没小，和三人称兄道弟，整日议论天下大事，后来更一起结拜，约定戮力中原。

中国教育会每周要举行一次演讲会，地点在上海的张园。演讲的内容，全是排满的革命的主张，蔡元培和吴稚晖每会必到，太炎也常参加。吴稚晖谈笑幽默，在台上演讲往来奔走，动作夸张。及到了太炎演讲时，太炎也不用舞台的旁梯，径直从台前爬将上去，站定之后，一开口只有几句话："必须革命！不可不革命！不可不革命！"言毕下台而去。观众掌声雷动，散会后争相与太炎握手致意。当日张园的演说会，动辄上千人参与，光绪二十九年（1903）春，风传广西巡抚王之春欲借兵法国军队平定广西会党，上海各界在张园举办"拒法大会"；四月，俄国要求改定东三省撤兵条约，张园又发起"拒俄大会"，一时间张园成了舆论汇聚的所在，妇孺争看，风动全城。红尘庚了乱离，1903 年的上海，已经成为人文辐辏的发达都会，而像张园演说会这样近代新兴的"公共场域"，也给太炎这一代"旧学新知"的士人一个官府朝廷以外的新舞台，让他们以前所未有的方式参与舆论，进而改造社会。照我们看，这时期的上海还不能如一些学者所说催生了所谓"近代新型知识分子"，但时代的伟力，确实把知识阶级和社会大众、公共事务的关系推到了前所未有的境地。

也就在此时此地，震撼全国的"苏报案"爆发了。

爱国学社成立不久，开始与上海本地一家小报纸《苏报》合作，报章由学社供稿件，增大销售，学社借报章为喉舌，鼓动舆论。《苏报》于光绪二十二年（1896）创办于上海，本来是一份外商名义持有的市井小报，销量索然，内容跟"革命"二字也沾不上边。后来，江苏人陈范（号梦坡，1860—1913）来到上海，买下这份报纸，《苏报》逐渐脱胎换骨。光绪二十九年五月起，《苏报》聘请爱国学社中的章士钊任主笔，当头就发了一篇《论中国当道者皆革命党》，接下来士钊一日一

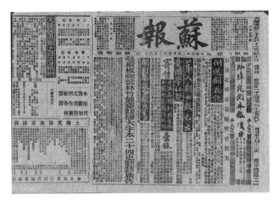

《苏报》

论，《苏报》革命的论调，乃陡转激烈。

先是，康有为漫游欧洲十七国，自海外归来，门人将其近作汇集印刻，名为《南海先生最近政见书》，其中有一份有为致南北美华侨的公开信，苦口婆心，论述中国只可立宪，不能革命。太炎前一年在日本时，已开始与这位老熟人展开了学术及政治上的全面论争，至此乃作《驳康有为论革命书》一文，条分缕析，气势横陈，针锋相对地驳斥有为保皇论，而全面论述排满革命的道理。古话说"江南文制，欲人弹射"，道是六朝时候江左风俗悍急，写文章喜欢辩难攻诘。太炎真算遥远地继承了这种传统，《驳康有为论革命书》意思犀利，文字却古雅，一文既出，对传统的士大夫阶级震动极大，同盟会成员、后来成为章门高弟的汪东后来回忆，他祖父当时年近八十，平日训斥革命为谬论，及至读了《驳康有为书》，居然也微笑着说"有道理"！其中别有撼动一世人心的，是文中对德宗皇帝直称御讳，讥讽其猥鄙，蔑称曰"载湉小丑，未辨菽麦"，痛斥其无能，怒骂为"失地之天囚"，清廷官吏多读之变色，私下窃议："竟敢骂我皇上！"[1] 章士钊将此文节录在《苏报》登出，不久又刊出太炎为邹容《革命军》所作序文，于是天下争读，传诵一时，邹容的《革命军》也从一本秘密的小

---

① 景梅九：《悲忆太炎师》，《追忆章太炎》，第 31 页。

册子，一变而成人人争睹的奇书，而《苏报》议论风生，洛阳纸贵，"革命"的声势，至此达到最高潮。

其实《苏报》这个戏剧性的大转变，是陈范始料未及的。一开始章士钊在《苏报》上发表关于革命的文章，陈范读之大骇，马上劝士钊停手。孰料陈范一次在张园的演说会场上遇见一个年轻人，私下自称是"孙中山"，告诉陈范自己秘密回国将要策动革命。陈范深信不疑，并对他大为倾服，于是一头倒向革命，不再插手《苏报》的言论。其实这个"孙中山"，本名叫做钱宝仁，只是镇江当地一个流氓骗子而已。而我国近代史上轰轰烈烈的《苏报》大案，就是在这样一个"骗子"和一个"傻子"的阴差阳错之间，暗暗揭开序幕。

在《苏报》的革命舆论转盛之前，张园放言无忌的演说风暴，早引起朝廷大吏的侧目。光绪二十九年五月二十六日（1903.6.21），外务部即发密电，一口气下命沿江沿海各省的十五大督抚，"务将此等败类严密查拏，随时惩办！"①

起初，关心此案的官员拟定拘捕的全是蔡元培、吴稚晖、章太炎等中国教育会和爱国学社的骨干人，目的乃是"查禁会社"，后来才渐渐注意到《苏报》的"逆党"，搂草打兔子，顺手一并办理。由《苏报》，两江总督魏光焘及端方诸人又惊讶地发现"逆乱从古所无"②的《革命军》，这样作者邹容和作序的章炳麟又上了拘捕名单。邹容和太炎原非此次的要犯，太炎的《驳康有为论革命书》最初也是单独发行的，结果由演说会而《苏报》，由《苏报》而《革命军》，二人却一路变成了"逆党"中的巨贼了。

然而命令下传，办理的官僚又另有心思。负责"查拏逆党"的上海候补道俞明震（1860—1918，字恪士，）在戊戌年间是变法

38

---

① 《光绪二十九年五月二十六日外务部发沿江沿海各省督抚电旨》，《辛亥革命资料丛刊（一）》，上海人民出版社，1957年版，第408页。

② 《光绪二十九年闰五月初八日兼湖广总督端方致两江总督魏光焘电》，《辛亥革命资料丛刊（一）》，上海人民出版社，1957年版，第446页。

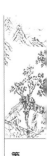

党，思想开明，曾做过江南水师学堂的总办，论起来还是青年鲁迅的恩师——《朝花夕拾》里坐在马车上看《时务报》、教学生作《华盛顿论》的先生，正是俞明震。俞明震与新党关系复杂，既早和陈范熟识，又做过章士钊从前就读的南京陆师学堂总办，赏识士钊的才华，至于吴稚晖，在日本时更帮助过明震之子俞大纯。他并不想把事情闹大，只派人到《苏报》报馆胡乱抓了账房程吉甫，先前蔡元培、吴稚晖、章士钊等人的名字在拘票上毫无踪影，"陈范"和其字"陈梦坡"又分写作两人，这分明有囫囵应付上级的意思。同时，俞明震又私下约谈吴稚晖，把上级下发的拘捕公文当面给他看，连连说《苏报》闹得太厉害，叫当道受不了，这又是放出消息，给诸人机会逃走。其实，清廷要来上海捉拿新党志士的消息，早就有沪上的报纸披露，"苏报案"发生以前，差不多成了满城皆知的秘密了。

可是太炎毫不放在心上。蔡元培因为中国教育会和爱国学社的矛盾，早先已经去了青岛，而吴稚晖告信之后，陈范等涉案者即刻出外躲避，太炎却只是不屑地冷笑。吴稚晖夜里来爱国学社商议，太炎已经睡下，听见稚晖上楼弄出声音，兀自在被窝里骂道："小事扰扰！"闰五月五日（6.29）当天，太炎正在爱国学社账房算账，忽然有巡捕多人前来，掏出拘票，挨着名字问某某在不在，太炎从容平静地答道："余皆没有，章炳麟是我。"于是巡捕拿出手铐将他押绑，太炎就这样稀松平常地去了巡捕房。

巡捕来拘人之前，邹容已经离开爱国学社，后来藏在虹口一位英国传教士家里，巡捕不敢前往捉拿，所以他当时实在是很安全的。太炎在被带到巡捕房的当晚，特意给邹容写信招其自首，因为事相牵连，叫他来互相作证，与自己分别承担责任。邹容第二天大义凛然，徒步去了巡捕房门口，自首说："我邹容！"英国巡捕皆大惊说："尔五尺竖子，未有知识，宁能作《革命军》！"邹容慷慨大言道："我著书未刻者尚千百卷，非独此小册也。尔不信

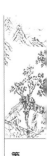

者，取《革命军》来，吾为尔说之！"① 就这样，邹容也被捕了。

"苏报案"拘捕要犯的过程，真正算得上荒诞；然则章太炎能逃而不逃，被逮而招邹容自首，这种异常举动百年以来更是聚讼纷纭，而尤引起今日学者的不解。因为见俞明震一节，太炎以后多次公开指责吴稚晖向俞明震告密，和稚晖打起旷日持久的笔战。其实综合各种资料，我们几乎可以断定吴稚晖没有告密，相反倒未尝不是好心劝告太炎躲避，只因章太炎素来看不上吴稚晖，又因为中国教育会和爱国学社的事闹过矛盾，故而从头到尾对稚晖怀有深刻的成见。另有一节，即是当时上海租界，列强有治外法权，而租界议会和工部局，素来好保护中国政府的政治犯——戊戌政变中被清廷列为乱党通缉的黄遵宪就是在上海租界安然避过了风头的。"苏报案"之前，巡捕房就时不常地传唤吴稚晖聊天，说只要不私藏武器，言论随意，中国官吏如来拘捕，巡捕房还能提供保护。革命言论风起云涌，人人心里都觉得在租界里毫无危险，太炎不把警讯放在心上，反而厌恶吴稚晖遇事仓皇"小事扰扰"，也就不足为怪了。更何况在"苏报案"前，他早有勇猛冒险的气概，别的不说，我们检看当日《苏报》"论说界"栏目里的革命言论大部分都用化名，偏偏到太炎的文章，每次都惶惶然署上"余杭章炳麟"的大名，入狱后他更对新闻记者慷慨壮言："吾辈书生……相延入狱，志在流血，性分所定，上可以质皇天后土，下可以对四万万人矣！"②

然而并不是人人都能欣赏理解太炎的慷慨悲壮。吴稚晖听闻太炎被捕的消息，只是半带嘲讽地对人说："他以坐牢为荣，亦很好。"百年之后的今天，许多学者又造了新名字，把这叫作"志士情结"。至于太炎招邹容作证分任罪责，很多学者又评论为"自

---

① 汤志钧编：《邹容传》，《章太炎政论选集（上册）》，中华书局，1977，第355页。

② 汤志钧编：《狱中答新闻报》，《章太炎政论选集（上册）》，中华书局，1977，第234页。

私"而"不光彩"。我们须知章太炎的性情，一向尚意气而好冲动，有点天真而孩子气。千载之前，晋朝大名士嵇康与东平人吕安相友善，吕安因事入狱，嵇康出面作证，同被逮捕。当日太炎就引此典故说："吾但知汉土先贤有此成例而已，安知所谓落水求伴哉！"[①] 如果纵观太炎前后的性情行事，我们就可知道他一贯如此"迂腐"，这话没什么可疑，今天更没必要将此重新解构成"文过饰非"，而假装在还原人性。我们前文说过，太炎不是职业政治家，倘若用政治斗争的眼光看来，他在"苏报案"中的表现确实是天真而不明智，然而自己一人做事一人当，并以此要求邹容的人格，照我们看，实在不是不能理解。自古志士奇才，行事固有过人之节，何须有疑？然则今日的俗儒，未免以庸人之心度君子之腹！

案发八天后，《苏报》被查封。

太炎与邹容因革命言论入狱，引起全国的震动，然而"苏报案"的深远意义，自二人入狱之日起才开始发酵。

原来上海自道光二十二年（1842）中英《南京条约》以来辟为通商口岸，列强来沪，陆续成立英、法、美三国租界，后来英美租界合并为"上海公共租界"（1863），亦即"苏报案"发生之地。公共租界最高决议机关为"纳税外人会议"（Foreign Ratepayers´ Meeting），又建立"工部局"（Shanghai Municipal Council）——英文直译为"上海市政议会"——作为最高行政机关。公共租界拥有自己的法律，工部局则下辖有警察巡捕等各种部门，而数十年间侵夺我国法权，到《苏报》狱起之时，公共租界早已成了自治的"国中之国"。也正因如此，公共租界不许中国地方官吏擅自入界挐人，光是逮捕太炎、邹容等要犯及封闭《苏报》报馆，上海道台就已和各国领事反复谈判，费尽周折。当时

---

① 《与吴稚晖谈苏报案书》，《辛亥革命资料丛刊（一）》，上海人民出版社，1957年版，第400页。

清廷大员要求租界将犯人引渡出界，意欲押解南京，就地正法，据说，当时清廷甚至提出愿意以沪宁铁路的权益，换取章邹二人的引渡。工部局出面干涉，反对引渡，而各国意见分歧，莫衷一是。事情迁延既久，上海的外文报纸开始报道，消息传出，英美各国的主流报纸如《纽约时报》等也开始报道讨论这场万里之外的政治审判，"苏报案"审判乃渐渐演变成一桩国际大新闻。

商议的最后结果，章、邹等人终于免于引渡，而就地在公共租界的会审公廨审理。会审公廨（The Mixed Court）是上海公共租界独有的司法制度，租界内属于领事裁判权案件者归于领事法庭（Consular Courts）及英美两国法院；工部局为被告者，归于领事公堂（Courts of Consults），其他一切租界内民事、刑事案件，归于会审公廨。简单地说，清政府在自己的国土之内，不但不能任意行使政权，还必须听凭外国法庭的裁决。太炎与邹容固因外国租界躲过一劫，可是人人都知道，这为革命志士庇护侥幸的租界，又正是外国侵略我国的丑陋罪证。

会审公廨的公开审判，又将"苏报案"推向了另一个高潮。

会审公廨适用西方律师辩护制度，清政府不得已，只好和被告太炎等一样聘请律师到法庭辩论。这一举动可不得了，按照《大清律例》，一般案件中讼师是严格禁止的，而"苏报案"是我国法制史上第一次控辩双方都聘请律师的官司；更何况，这乃是清廷以堂堂一国政府俯身屈尊，与一介布衣百姓同堂辩论。只此两点，"苏报案"的历史意义就不言而喻了。

整个"苏报案"审讯共开庭四次。太炎当着满堂观众，更加神气。清廷官员讯问太炎，以为太炎既然是大名士，一定是中过科举，便问他是"何科"的。孰料太炎取了个"鸟窠"的谐音，戏耍地对答道："我本满天飞，何窠之有！"① 太炎在法庭上毫不怯

---

① 张篁溪：《苏报案实录》，《邹容与苏报案档案史料汇编》，重庆出版社，2013 年版，第 377 页。

阵，对着观审与古柏侃侃而谈，不时还反问质疑对方是否有权力提这样那样的问题。12月4日的审讯中，太炎很有策略地坚持《驳康有为论革命书》只是写给有为的一封私人信件，《驳康有为论革命书》连同《訄书》的出版发行，与己无干。整个审判中一度场面僵持，太炎与邹容默无一语。清廷谳员孙建臣急着说道："我求你们快快招供吧！我与你们无冤无仇，早结案，大家都省心！"①

让他省心，当然是办不到的。当堂的主审是外国人，法庭上控辩双方的问答以及各种证据材料都要翻译成英文，这一下，富有戏剧性的一幕发生了。最给太炎惹来麻烦的，是《驳康有为书》里的一句"载湉小丑"。这话在清廷眼中堪称大逆不道之语，而在现代法庭上也颇有诽谤的嫌疑。当时，上海的《北华捷报》曾登载当时的英文审讯记录，其中记载，控方律师质问太炎，为什么要说"小丑"，而他们得到的"小丑"的英文翻译，是"petty thief"，也就是小蟊贼。太炎闻声大笑，回说"小丑"的翻译不对，不是"petty thief"，应该是"小孩子"（young child）。今天所见的一些中文回忆资料则记载太炎说的中文是："'小丑'两字本作'类'字或作'小孩子'解。"

那么，太炎对"小丑"的辩解是胡诌吗？其实他自有理由，而在诂经精舍打下的朴学基础也派上了用场。《礼记·学记》中有"古代之学者，比物丑类"这样的话，《国语·周语》也有"王犹不堪，况尔小丑乎"。认真讲起来，古话里的"丑"确实有"类"的意思，"小丑"大概是"小货色""小人物"的意思。如此说来，太炎辩解"小丑"是"小类""小孩子"，并不全是胡诌。然而问题在于，太炎的那些一般读者可未必有这么大学问，《说文》里有"丑，可恶也"，他们阅读时的震动，大概正是因为他们把

① 张篁溪：《苏报案实录》，《邹容与苏报案档案史料汇编》，重庆出版社，2013年版，第377页。

"小丑"理解成"可恶"（the hateful）。太炎写"小丑"时是否有这一层意思，大概只有他自己知道，然而最后的结果是，在那样的特殊时刻，太炎利用中英文翻译的模糊，狡黠地逃过去了。

审判一直持续到第二年的四月初七（1904.5.21），"苏报案"终于宣判：章太炎监禁三年，邹容监禁两年，罚做苦工，期满驱逐出境，不得在租界逗留。就这样，"苏报案"终于落下帷幕。

太炎和邹容被监禁的西牢，上海人语呼为"提篮桥外国牢监"，是租界执政自己建造的监狱，英国人自号称为"东方巴士底狱"。监狱中的艰苦，确实出乎两人的预料。狱中囚犯五百，每年瘐死的就有一百六十人。后来太炎转而给犯人缝衣裳，待遇稍好，在狱中仍然为外面的报纸和海外的留学生杂志撰文，世人读之如获拱璧。太炎在狱中精神苦闷无法，只好研读佛学经典《瑜伽师地论》解忧。他也一度和邹容打算绝食自杀，然而邹容觉得饿死太不壮烈，是"小丈夫事也"，太炎倒与他讨论起历史上饿死的名人，两人这份迂腐，真有点可爱。

最终，太炎熬过漫长的牢狱之灾，于光绪三十二年（1906）期满出狱。可是他的义弟邹容就没有这么幸运了，一年以前，邹容在狱中不幸病逝。邹容在监狱里吃不饱饭，又开始遗精，后来似乎精神失常，夜里自语骂人，醒来却茫然不自知。太炎用上自己家传的中医知识，认为是"少阴"之病。后来，邹容病情加重，有西医入狱施治，邹容却最终死亡，当时颇疑是医生下毒。次日，太炎亲往探视，抚摸其尸，邹容死不瞑目，太炎万分悲恸，不能出声。

褪去浪漫激昂的想象，革命，从来是凶险严酷的斗争。我们应当记着毛泽东主席的箴言："革命不是请客吃饭，不是做文章，不是绘画绣花，不能那样雅致，那样从容不迫，文质彬彬，那样温良恭俭让。"让我们把这首著名的诗抄在下面，这是太炎的《狱中赠邹容》：

邹容吾小弟，被发下瀛洲。

快剪刀除辫，干牛肉作糇。

英雄一入狱，天地亦悲秋。

临命须掺手，乾坤只两头。①

值得捎带一提的是，其后又三十
年，安徽人陈独秀亦因言获罪，也在
上海租界被逮捕。而这次站在法庭上
为陈独秀辩护的大律师不是别人，正
是"苏报案"中侥幸脱逃的太炎的义
弟：章士钊。

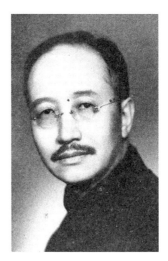

章士钊

第五节　民国元勋与民国遗民

光绪三十二年五月（1906），"苏报案"的三年之狱期满，太
炎出狱了。在日本的同盟会早派遣代表迎候，接着太炎，再度东
渡日本而去。

我们开头说过，"太炎"之名是取自"黄太冲"和"顾炎武"
两人的名字，表示追慕先贤、志在光复。然而一个小问题是，"太
炎"的这个名字到底是什么时候诞生的呢？"苏报案"之前，太炎
一般文章署名"章炳麟"，到东京主持《民报》之后，才广泛使用
"太炎"的落款。以我们见到的材料，最早提及"太炎"的是光绪
三十一年（1905）发行的《国粹学报》，该报刊登了几通太炎与刘
师培在两年前的通信，标题为《章太炎与刘申叔书》，而太炎自署
的犹为"章炳麟"。《国粹学报》上登载着更早一点太炎1902年给
吴君遂的一封信，落款是"弟绛再拜上"，此外也有好几篇自署为

---

① 汤志钧编：《章太炎政论选集（上册）》，中华书局，1977，第236
页。

"章绛"。我们知道"太炎"之号和"绛"的名字关系密切，由此大概可以推断至早在"苏报案"以前，"太炎"这个名号已经标在了。不过说到底，"太炎"二字的广泛流传，还要留待太炎走出牢狱之灾，与《民报》相遇。

德国近代哲学家尼采的名著《查拉图斯特拉如是说》开篇写道，在三十岁那年，查拉图斯特拉离开家乡和他家乡的湖，隐入深山。此处他享受他的精神与孤寂，十年而不知疲倦。终有一日他心中大动，在一个早晨，他应黎明而起，向太阳宣言，然后毅然下山，入世传道。太炎二十八九岁离开西湖畔的诂经精舍，投入时代变局的洪流；三十八岁结束"苏报案"之狱，东渡日本。我们或者可以稍微比附这查拉图斯特拉的寓言，正是"苏报之狱"的洗礼造就了他更为成熟的人格与思想，"苏报案"后，"章太炎"才完整地在世界上存在了。

太炎到东京后，受到当地留学生和革命志士的热烈欢迎，两千余人集会迎接。太炎在欢迎会上发表公开演讲，提出那著名的革命主张：宗教发起信心，国粹激励种性。

在东京，太炎又到孙中山主持的同盟会支持，开始在《民报》担任主编。《民报》乃中国同盟会的机关刊物，前身是一份叫作《二十世纪之支那》的杂志。光绪三十一年（1905）《民报》出版创刊号，到太炎接手时，已经办到第六期。《民报》是同盟会的机关报，其宗旨每期都印在报纸封底，叫作"民报六大主义"：

> 颠覆现今之恶劣政府；建立共和政体；维持世界真正之和平；土地国有；主张中国日本两国之国民的联合；要求世界列国赞成中国之革新事业。

宋教仁曾经回忆，《民报》初办时言论相当偏激，日本的报社都不敢代售《民报》。而太炎主持之后，一方面仍撰写、刊发了大量犀利的文章，一方面又以他的学理与文章为根据，才使得《民报》更加理论平正。在这清王朝的垂暮时刻，在这辛亥革命的黎明时分，太炎又像戊戌变法时代一样，投入到报章和讲学的事业中，开始了他《民报》的战斗。而此刻的中国，与戊戌变法时代的政治形势相比，又有很大的变化。

光绪三十一年六月（1905），清廷派遣五大臣出洋考察立宪，同时设立政治考察馆，这样，"预备立宪"运动开始了。次年，清廷下诏仿行宪政，纲举目张，一时间颇有规模。戊戌以来的政治形势跌宕起伏，各界势力分分合合，到了预备立宪的时节，乃渐渐分化成立宪派和革命派两大对垒的阵营。不消说，革命派自然是以太炎所支持的中国同盟会为代表，而立宪派的言论之王不是旁人，正是太炎的旧相识梁启超。前书说到，庚子勤王的激烈计划完全失败，梁启超流亡海外，于是转向较为温和的君主立宪主张，希望中国改革图强。梁启超在海外组织政闻社，势力延及国内，也是在《民报》创刊的同年，梁启超在《新民丛报》上发表"开明专制论"，开始一方面回击革命派，一方面也催促清廷立宪。

那时节一般庶民多无力也无心关注国运，中国政治的走向，大半还决定于知识阶级，所以当日舆论上的论战，具有相当大的意义，与后来文人的无聊笔战绝非同类。太炎到东京之后，借由日本翻译的西学书籍，他尝试更广泛地应用西方政治学与哲学思想资源，对当时的政治和社会问题作深入思考。太炎到东京甫一见宋教仁，刚互相通了姓名，马上就谈开哲学研究之法，问宋教仁日本见在出版的哲学书何种最好。宋教仁辞谢说没有专门研究，并不知道门径。① 通过这事我们可见太炎不通日常应酬的天真，也可见出他当日学习西学的急切。很快，太炎就在文章中引用、讨论西哲如康德、黑格尔、叔本华等人的观点了。

---

① 宋教仁著，湖南省哲学社会科学研究所古代近代史研究室校注：《宋教仁日记》"开国纪元四千六百零四年七月六日"（1906年8月25日）日记，湖南人民出版社，1980。

在《民报》上，太炎自己发表了《无神论》《革命之道德》《建立宗教论》《箴新党论》等一系列文章，同时撰文的还有汪精卫、胡汉民等一干笔将，《民报》与梁启超的《新民丛报》针锋相对，而风头又更盛。虽然在文章学理上两边势均力敌，但是一般青年更喜欢极端的喜欢新的，《民报》自然更受欢迎；同时，《民报》固守同盟会的"三民主义"作论辩，前后颇能一贯，梁启超本人思想就多变，《新民丛报》自然容易"自相矛盾"，这犯着辩论的大忌；最后，梁启超讲述革命的恶果，青年看不到，太炎等抨击清廷的腐败和立宪的虚伪，确是人人的公愤，不论是读者群还是作者群，《民报》都更占上风。[①] 无怪乎《民报》在当时名声大盛，鲁迅当时正在东京留学，他就"爱看这《民报》"，并对太炎生发出崇敬之情。

在报务之外，太炎乃开始讲学。主持《民报》的同年，太炎在东京设立了"国学讲习会"，不久又参与主编《教育今语杂志》。太炎的讲学，可以说是和他"以国粹激励种性"的主张一致，但实际意义又不止如此。太炎东京开讲，有好几个班，据周作人回忆，当时鲁迅好奇而想听，又怕大班杂沓，找人请太炎在周日《民报》补开了小班。太炎这讲学的内容，包括《说文》《庄子》《楚辞》《广雅》《尔雅》等书，总体来说，是"语言文字之学"和太炎自己建造的哲学。在这段讲学期间，太炎开始将他已经建立成熟的思想学问酝酿成书，并在《国粹学报》等杂志上连载。到《民报》遭到封禁以后，太炎将自己的稿件统理修治，很快就完成了一批力作。

太炎的另一项事业，是努力联合亚洲其他地方的志士。同情中国革命情形的日本闻人幸德秋水（1871—1911）举办社会主义讲习会，曾经邀请太炎去演讲国家问题。后来，太炎又和日本同

48

---

① 这里的见解，参考了李剑农《中国近百年政治史》第七章第二节的相关论述。

仁一起创办"亚洲和亲会"，宗旨就是"反抗帝国主义，期使亚洲已失主权之民族各得独立"。太炎在戊戌变法时代就有反帝国主义的思想，至此更为发展。因为研习佛学的缘故，太炎对印度颇有同情，接触来到日本的印度学者。太炎也接触越南和朝鲜等中国旧日属地的复国志士，而尤其同情朝鲜人。流亡在中国的朝鲜义士安

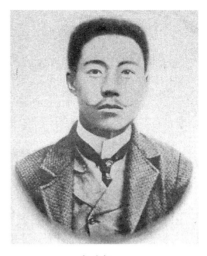

安重根

重根，在哈尔滨火车站刺杀日本前首相、韩国统监伊藤博文，在整个亚洲引发广泛反响，而尤其给处在亡国之困的中国读书人巨大震动。梁启超为他作一首《秋风断藤曲》，中有"黄沙卷地风怒号，黑龙江外雪如刀，流血五步大事毕，狂笑一声山月高"之句，太炎则用魏晋之体，作《安君颂》和《吊伊藤博文赋》，渊雅之外也是充满崚嶒不平之气。

《民报》在太炎的操持下风生水起，然而却未能善始善终。围绕《民报》，有两件大事发生，一是《民报》被查封，一是由此而起的章太炎与孙中山的决裂。

《民报》鼓动革命风潮，自然又遭到清廷的瞩目。应清廷反复交涉要求，日本政府于光绪三十四年（1908）私下从严查封《民报》。此举自然引起《民报》同仁的强烈反应，太炎亲赴东京地方法院裁判庭与警察对簿公堂。这件事也被称为"民报案"。"民报案"审理时，太炎请好友宋教仁任日语翻译，自己做辩护，而整个过程相当精彩，我们选取一段生动的对答，抄在下面：

（问道）："你可是亡命客吗？"

答道："是的。因为骂了清政府，被清政府监禁了三年，

所以亡命到了日本。"

（问道）："你发行《民报》是甚么意见？"

答道："因为清国政府不是我们汉族的政府，我们的汉族最高统治权，被满洲人占了，所以我们要颠覆这个异族政府，《民报》就是发表这个意见。"

（问道）："你出《民报》的目的是给甚么人看的？"

答道："我是给中国学者看的。"

（问道）："为甚么只给中国的学者看呢？"

答道："我的文章，海内第一，只有学者可以懂得，别的人就不能懂。"

（问道）："你可给日本人看么？"

答道："中国人尚且不能个个看懂，何况日本人！"[1]

太炎的辩解毫无作用，因为我们能够想到，这官司并不只是依照法律，而是带有政治色彩的，其不公正可想而知。

最终，日本东京地方法院判决《民报》禁止发行，太炎被罚款 115 日元，折合中国银圆约 120 枚。当时太炎无力交罚款，警察署马上要拘留太炎罚做苦工抵偿，幸好有太炎学生请许寿裳挪用他翻译著作的一部分印刷费来抵偿，这才救了太炎。"民报案"和"苏报案"有点像，都是革命舆论受到清廷压迫所致，万幸这一次，太炎躲过了牢狱之灾。

同样因为"民报案"，太炎这位主编和同盟会的主事者慢慢发生分歧，而为了革命出生入死的革命党，亦常因为钱的事情闹别扭。光绪三十五年（1909），香港的《中国日报》与新加坡《中兴报》刊文指责太炎是"中国革命之罪人"，"《民报》之罪人"。我们可以想起，这份《中国日报》，正是庚子年太炎作《解辫发》所

---

① 《中华民国开国五十年文献·革命之倡导与发展（四）》，《中华民国开国五十年文献》编纂委员会出版，1964 年版，第 669 页。

投的刊物，而这份报纸背后的支持者正是孙中山。太炎与孙中山交恶的原因颇为复杂，我们这里不做全面的讨论，但其中很重要的一条，是太炎厌恶孙中山接受日本政府的资助，认为这有悖其警惕异族插手中国光复事业的初衷。光绪三十三年（1907）初，孙中山接受日本款项预备离开日本，太炎闻之大为不悦，径直将民报社中的孙中山照片摘下来，还在旁边批上"卖《民报》之孙文应即撕去"几个字。由此而起，太炎与孙中山的分歧逐渐加大，《民报》封禁后，太炎去函要求孙中山资助复刊《民报》，孙中山不予回复。这还不算，孙中山同时派遣汪精卫到日本秘密编订《民报》新刊，作为复刊号发表。太炎闻讯大怒，将之斥为"伪民报"，与孙中山打起笔仗来。

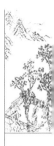

这时候孙中山一派也祭出了"秘密武器"，在香港《中国日报》、巴黎《新世纪》公开了章太炎与刘师培的几封往来书信，并言之凿凿地称这是太炎投靠清朝两江总督端方的铁证——信的内容乃是太炎通过刘师培向端方筹款。

这几封信说的内容确有其事①，但太炎绝非投靠清廷，甘心出卖情报或当密探（这与刘师培的变节截然不同），而是生活窘迫中一度灰心，欲借助这笔款项去印度出家为僧，告别革命事业。

从当时的革命环境来看，端方是清廷重臣，又在镇压革命中最为严厉，是革命党人的公敌。太炎与端方扯上关系，还从他手中接受款项，既可谓立场不坚定的"污点"，又难免令革命者们认为他有叛变之举，起到了很恶劣的影响，这是没有办法辩解的。但在太炎本身，他却并无叛变的实质行为，只是在窘迫的环境下，他的佛教信仰发挥作用，而又生起传统文人避世逃禅的念头而已。不过，这一番公开对垒，两方的关系算是彻底崩了。

由此，同盟会发生分裂。太炎与陶成章决定重建先前存在过的

51

---

① 对此公案的考证，可参考杨天石、王学庄：《章太炎与端方关系考析》，《南开大学学报（哲学社会科学版）》，1978 年第 6 期。

光复会，孙中山则将美洲与南洋的同盟会分会改组为中华革命党，宋教仁、谭仁凤等组建中部同盟会，黄兴仍在东京主持中国同盟会。

此刻，太炎沦落到在日本最穷困的境地。据章家人回忆，当时太炎及家人，三餐吃"盐笃饭"。所谓"盐笃饭"乃浙江方言，就是无菜配饭，用筷子蘸着盐下饭。

也正在此时，辛亥革命爆发了。

一天上课时太炎看到报纸登载了武昌起义的消息，从此师生上课不再谈论《说文》与《庄子》，每日只是关心讨论国内的局势。上海光复之后，太炎带领及门弟子与追随者八十余人归国，投入新的政治活动了。

公元 1912 年 1 月 1 日，中华民国成立，南京设立临时政府，太炎夙夕以望的理想终于实现。他身居于上海，开始在复杂的政治局面中推展自己的政治蓝图。

太炎在东京既与同盟会甚多龃龉，回国伊始，索性脱开同盟会，与程德全共同发起政治团体"中华民国全国联合会"，同年该会又和立宪派张謇以及江浙士人一起，改组成立政党"统一党"，机关报为《大共和日报》。这都是民国元年（1912）的事。

四川人程德全（1860—1930）清末时任江苏巡抚，武昌起义以后自任江苏都督，是当时有实力的旧官僚；而有名的张謇（1853—1926）中过状元，曾经是与革命党对垒的立宪派。与这些人合作立党，我们可见太炎心中没有分明的党见，他并不是孙中山那样的职业政治家。武昌起义以后，太炎甫回国时，曾在报纸上公开发表一封致谭人凤的电报，其中有几句特别著名的话，道是：

革命军兴，革命党消，天下为公，乃克有济。[1]

① 汤志钧编：《章太炎年谱长编（增订本）》，中华书局，1977，第212页。

这种想法在当时有点天真，而自然引起同盟会的反感。"革命军兴，革命党消"这句话叫孙中山极其痛恶，——后来孙中山便说："革命党的失败，都是在这句话上面。"①

其实，这正是太炎在政治上与同盟会的根本上殊途。太炎从根本上就反感政党政治，后来他和黎元洪写信说起这事，讲道："夫政党本为议院预备，而议院即为众恶之源。"② 太炎反对待议政治的思想我们留待下一章再谈，这里需要指出的是，太炎以学者身份参加政治，总想跳出政党畛域。而面对民国初年革命党派林立的局面，太炎所谓"革命党消"，是希望大家消除党派的歧见，团结建国。

民国初年的政党不是旗阵分明的欧美政党可比，它还是政治团体的意思。太炎的统一党没有自己独特的政治纲领，用心在"对于政府立于监督补助地位"③。太炎没有参加政府，这"监督补助"的工作多是对当时政治策略的批评，其中尤其透露出太炎对法制的坚守。武昌首义之初，太炎宣言临时政府的首领应该称"元帅"，而不能称"大总统"，这是因为"总统"是民选的，不能够自己封。到民国元年（1912），临时政府决定中华民国改用阳历历法，太炎又宣言驳斥，他说，历法是人民公用的，不能由少数人武断决定，"仆非反对阳历，乃反对用阳历者之不合法制"④。对于统一党这类的作用，太炎后来自许为"群言混乱，赖此整

53

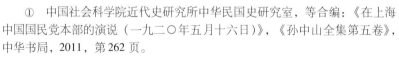

①　中国社会科学院近代史研究所中华民国史研究室，等合编：《在上海中国国民党本部的演说（一九二〇年五月十六日）》，《孙中山全集第五卷》，中华书局，2011，第262页。

②　汤志钧著：《与副总统论政党》，《章太炎政论选集（下册）》，中华书局，1977，第648页。

③　汤志钧著：《中华民国联合会第一次大会演说辞》，《章太炎政论选集（下册）》，中华书局，1977，第532页。

④　汤志钧著：《宣言十一》，《章太炎政论选集（下册）》，中华书局，1977，第547页。

齐"①。可是我们想想民国初年混乱的政治形势,太炎自认为公正的评断,就往往流于天真,自然是少有人理会他了。

南北议和结束,清帝终于退位,驱除鞑虏的光复理想终于实现。然而中华民国迎来的开国大总统,却是袁世凯。

袁世凯的坐大,乃是现代北洋军阀掌握政治的开端。据学者考证,"北洋"一词在鸦片战争前就已出现,最初主要是作为一种地域之称:出吴淞海口,南及闽粤称为"南洋",北到关东称为"北洋"。鸦片战争以后,清廷与外国交往日密,设立"北洋大臣"与"南洋大臣",用以负责殖民外交以及通商、海防、军事、矿务诸事宜,这里"北洋"乃是"北方洋务"的意味。李鸿章曾经任北洋大臣兼直隶总督三十余年,政治势力深厚,而当时创立的很多新式机构,皆以"北洋"命名。袁世凯继承李鸿章的政治地位,而依靠北洋武备学堂学生和小站将校崛起,所以"北洋军阀"虽然可以追溯到曾国藩李鸿章,真正走上政治舞台却要从袁世凯算起。

光绪二十七年(1901),梁启超作了一部新式传记《李鸿章传》。书中他借着《汉书·霍光传》的老话,批评晚清的大人物李鸿章是"不学无术"。这未尝不是以求全责备的眼光评判李鸿章,不过我们可以借着"学"与"术"这对范畴,来谈论袁世凯与章太炎。袁世凯被称为李鸿章的继承人,说起来,袁世凯在政治上可说是"不学而有术"。所谓"不学"者,除却袁世凯对于当时一般世界大势与现代知识缺乏了解,更是说袁世凯没有政治理想——这也是我国旧军阀的一般特征。袁氏没有一定的主义或者政治方针,全部政治行动在于顺应局势,相机而动,发展势力而为自己谋利。所谓"有术"者,乃是说袁世凯久经官场,对于鼓动势力、因人下言,简直不能更精明。

---

① 汤志钧著:《与副总统论政党》,《章太炎政论选集(下册)》,中华书局,1977,第648页。

与袁世凯刚好相反，太炎在政治上可以说是"有学而无术"。前文提到，太炎自"苏报案"出狱，在东京已经发展构建出较为完整的政治思想，此之谓"有学"；但是论与人交往，太炎意气用事，面对复杂的政局，理想又难免显得扞格天真，此之谓"无术"。在民国初年，不惟孙中山为首的许多革命党对袁世凯存有希望，太炎也对袁世凯有好感，同时对于袁氏有很高的期待。他给袁世凯发电报，头衔皆称"大总统"，动辄劝他安定时局延揽英雄。而电报的内容，有商榷官制规模后世的，也有讨论治术控制当前局面的。在这些往来书电中，太炎所引用的事例，皆是光武帝、汉高祖、宋太祖一类有名的帝王，我们由此可以想见太炎对袁世凯的期许。同时，太炎以布衣摆出教导元首袁世凯的架势，我们也可见，当时他也隐隐有以"王者师"自居的心态了。

袁世凯对太炎表示出优礼的姿态，太炎也确实帮了袁世凯的忙。当时建国伊始，在选定国都的问题上，各方意见分歧。北方是袁世凯旧日势力所在，他理所当然地主张建都北京，用以继续他的威势。与此相反，同盟会党人则主张建都南京金陵，这考虑乃是欲"调虎离山"，对袁世凯有所限制。然而太炎全不管这政党的纷争，他从地理、历史、文化等诸多角度进行讨论，驳斥黄兴，主张建都北京。我们不论他的主张是否合理，然而这暴露出他在复杂政争面前的天真，他自以为公正平实的议论，则必然要引起同盟会的强烈反感。太炎的定都之论在当时就被讥讽为"有功袁总统"，舆论还传说他会被袁世凯任命为教育总长或县局顾问。当时同盟会的报纸径直大骂太炎是"丧心病狂，为人不齿"[1]。太炎自己甚至听到传闻，说同盟会要暗杀他。[2]

太炎并不是投靠袁世凯，也不是简单地被袁世凯蒙骗，照我

第一章 大风将激：章太炎和他的时代

55

---

① 毒：《为章炳麟募集养老资本启》，一九一二年六月九日《民强报》。转引自《章太炎思想研究》。

② 汤志钧编：《与黄季刚书》，《章太炎政论选（下册）》，中华书局，1977，第 597 页。

们看，最根本的问题在于，太炎和当时很多知识阶级一样，认为袁世凯"可用"，他想要借袁世凯的力量实现自己的理想。——相比之下，光复会领袖陶成章在民国建立不久（1912.1.14）便被陈其美派人刺杀，这也正反映出当时革命派内部的"势成水火"。也正是大约在这几天中，章太炎还有信给孙中山，说中山"一朝为宵人玩弄，被其恶名"，又说自己"死生之分，一系于执事耳"①。这信固然有直言指摘的公心，也未尝没有些对孙中山不满，怀疑其有杀己之心的意思。双方的矛盾日趋激烈，三月下旬，在南京的川籍革命党人召开四川革命烈士追悼会，太炎竟送去一副挽联，全是明目张胆骂人之语。道是：

> 群盗鼠窃狗偷，死者不瞑目；
> 此地龙盘虎踞，古人之虚言。②

在这背景之下，两方面的笔战越打越激烈，而太炎认为孙中山为不足据，而袁世凯之或可用，也就很好理解了。

在东京时，太炎作了一篇文章《秦政记》，其中推重秦朝的法制。辛亥回国之前，太炎更公开谈话表示中国需要华盛顿式强有力的人物来收拾局面。袁世凯自练新军崛起，就表现出法尚申商、治军严正的特点，同时以实力权术论，袁世凯也是民国初年最可能像华盛顿风范的人物。我们有理由相信，袁世凯所表现出的能力，正是太炎所欣赏和期望的样子。然而袁氏的城府深如巨海，太炎哪里摸得透，只凭"有学"的太炎想要用"有术"的袁世凯，实在是天真而危险。

袁世凯对太炎礼敬有加，聘请太炎为总统府高等顾问，遣人

---

① 汤志钧编：《章太炎年谱长编（增订本）》，中华书局，1977，第222—223 页。

② 汤志钧编：《章太炎年谱长编（增订本）》，中华书局，1977，第228 页。

南下专程迎接。太炎在北京，除了仍与同盟会大打笔仗外，对他人也是放肆褒贬，毫无顾忌，与张謇等人也产生些政见不同的矛盾。太炎谁也不怕，谁的面子也不给，故人们群称他为"章疯子"，他凡有议论，被骂者便在报章上说"章疯子大发其疯"，而被骂者的反对党则说"章疯子居然不疯"①，有时候还伪造些"疯事"抹黑太炎，正形成一种独特的风景。既然是"疯话"，那么其言论自然就没什么价值了；可我们今天应知道，不论太炎的见解是否正确，他实在不是在说"疯话"，只是看穿了结党政治的本质而拒绝服从而已。而他的骂人出于公心，似乎也不特别妨碍私谊。

民国二年（1913）年底，袁世凯授勋建立民国的功臣，临时稽勋局拟授孙中山、黎元洪大勋位，唐绍仪、武廷芳、黄兴、程德全、段祺瑞、冯国璋勋一位，而太炎获授勋二位。太炎对这打了折扣的"民国元勋"大为不满，认为自己"首正大义，截断众流"，应该和百战成功的黄兴并列，而自己虽无战功，但无论如何也要比孙中山强得多，孙中山最多也就是二等。太炎抱着自己所信奉的道理，对这名誉也有些在乎，于是赌气辞去高等顾问之职。

当时太炎已对袁世凯不太满意。太炎曾与袁世凯聊起张之洞，发现袁世凯对张氏颇为不满，说张之洞是"竖儒"，更说张之洞练陆军、遣留洋的功劳全应该归功自己，而且喋喋不休。于是太炎感到袁世凯为人忌刻，认为他"褊浅若是，盖无足观矣"②。同样，袁世凯也并不欲重用太炎，适逢之前俄国势力侵入蒙古，太炎曾经到东北游历考察形势，于是袁世凯顺水推舟任命太炎为"东三省筹边使"，将他支开北京。太炎本想可以在东北有一番作为，于是也欣然领命，踌躇满志，制定了《东省实业计划书》，欲整顿东北的货币、交通等诸多事业。不过到了实地，东北的官僚根本不

57

---

① 鲁迅著：《华盖集·补白》，《鲁迅全集》第三卷，第80页。
② 汤志钧编：《章太炎年谱长编（增订本）》，中华书局，1977，第215页。

买他的账，太炎向袁世凯痛陈东北官吏昏庸无能，遇事处处掣肘，袁世凯却并不理会。太炎在东北大概待了三个来月，实际上没有任何建树。值得一提的是，他在任期内结识了泰州人缪篆（1877—1939）。缪篆善于测绘，曾画过吉林地图，太炎又让他测绘新的黑龙江地图，较以往旧图更为精确。缪篆还是位长于旧学的学问家，他后来曾任教厦门大学、中山大学等校，与鲁迅为同事，还专门著书注释章太炎的《齐物论释》等著作。

就在太炎就职东北的时节，震动一世的"宋教仁案"发生了。宋教仁当时是国民党代理理事长，正准备北上与袁世凯会面，在沪宁车站被刺，旋即身亡。这是民国二年（1913）三月二十日的晚间。刺杀宋教仁的幕后黑手究竟是谁，今天仍是桩未能厘清的公案。但可以确定的是，主事人与牵涉到袁世凯的心腹赵秉钧、洪述祖等人，北京政府与袁世凯本人实在是脱不开干系。

太炎马上入关，他到武昌面见黎元洪，策动他起兵反袁世凯。而黎元洪畏惧也遭刺杀，让太炎到北京去做些试探。直到此时，太炎仍未完全对袁世凯失望，他口口声声只说惩办"四凶"——《民立报》就为太炎"进一解"，明确指出"四凶"不过是袁世凯的羽翼而已[1]。太炎在北京面见袁世凯，劝他缓和局势，不要加重南北的对立，然而据说袁世凯只是两眼悻悻地望着太炎，三分钟不作一声。

面见无果，太炎辞去了东三省筹边使的职务，宣言称"炳麟从政以来，除奸无效，从昏不能"，最后说"死生之分，一听尊便"[2]，算是与北京政府正式划清界限了。

不久南方党人纷纷起兵反袁，"二次革命"爆发，不到两个月就旋即失败，义军被袁世凯各个击破，孙中山、黄兴远走日本以避其锋。南方军将败之时，太炎家人也劝太炎去日本，太炎坚拒

58

---

① 汤志钧编：《章太炎年谱长编（增订本）》，中华书局，1977，第250页。

② 汤志钧编：《电辞东三审筹边使》，《章太炎政论选集（下册）》，中华书局，1977，第654页。

道:"以前在满洲人统治反帝反满,所以在日本闹革命,现在已光复,为什么要再去日本?"我们前文提到的统一党,此时已经和其他政党合并为共和党,共和党总部急电太炎入京主持共和党与国民党的联合,意欲利用国会选举,逼退袁世凯总统之位。这其实是个诱饵,然而太炎考虑再三,决定只身北上,冒死进京。家人都十分担心,太炎慨然道:"不入虎穴,焉得虎子!"

这时候,太炎才结婚一个月。他写下了"时危挺剑入长安,流血先争五步看"的诗句,毅然到北京与袁世凯周旋。而太炎被软禁的时候,他那位新婚的夫人汤国梨,则告诉太炎"勿以家室为念"。

太炎一进北京,马上被袁世凯的军警控制。而当时国会已经完全被控制,国会逼退袁世凯的计划完全无可能,太炎身陷豺狼之窟,施展无计,人们以为他在囚禁期间逐渐"颓唐"了。

太炎曾试图逃离北京,未能成功。民国三年(1914)一月七日,太炎去总统府求见袁世凯。他身穿皮衣,手执羽扇,带着民国的二等勋章,来到总统府。袁世凯充耳不闻,不予接见。太炎久积之怒,幡然大作,痛骂了招待员,将接待室里的茶杯各个摔破,政府官员与秘书均不敢来见他。当时为总统府警卫军参谋官的陆建章将太炎拐骗出来。太炎被骗上陆建章的马车之后,才发现受欺,然而已经无计可施了。陆建章将太炎带到石虎胡同军事教练处,与外界隔离,后来又转移到龙泉寺,开始对太炎长达三年的软禁。

软禁期间太炎曾要求出家,太炎夫人汤国梨请求让太炎返回浙江原籍,并皆不许。不过慑于舆论的压力,北洋政府对太炎的待遇还算不错,每个月给他银币五百圆,任凭他花;讲学说经,不禁传抄;毁物骂人,听其自便。

太炎在软禁中愤懑难抒,在几案上遍写袁世凯的名字,用手杖怒击泄愤,称作"鞭尸";在纸上写满袁世凯的名字,投入火中烧毁,大呼"袁贼烧死矣"。能容忍太炎的痛骂与不合作,虽然是

59

出于政治的考虑，但足见袁世凯也有些人所难及的雅量，枭雄的成功也自有其道理。

因着这一出痛骂袁世凯的戏码，太炎得了"民国祢衡"的称号。然而祢衡虽然骂的是奸臣曹操，却依然是"疯"的。据说太炎还写了一副对联，上联是"杀杀杀杀杀杀杀"，下联是"疯疯疯疯疯疯疯"，似乎更坐实了这判断。

太炎在软禁中总是有将死的预感和必死的决心，软禁久了，他更是开始绝食抗议。幸而章门弟子多来看护劝解，太炎才恢复饮食，而修订自己的著述。

这软禁持续了三年，而太炎受了三年的苦楚，也写下了不少学术的著作。等到袁世凯病死，黎元洪任大总统，太炎才重获自由。他回到浙江为国会议员演讲，想到这几年国家被摧残，他竟然失声痛哭起来。

民国初建立这几年，中国政治走的弯路实在不少。而勇猛卓绝的革命家章太炎，逐渐被新人所替代，终于成为"晚入颓唐"的"章疯子"了。在此之后，太炎虽然还竭力在政治上产生影响，但他已经只是一枚棋子，不具备折冲捭阖的能力了。

第六节 所谓"晚入颓唐"

太炎晚年被鲁迅评价为"渐入颓唐"，太炎身后又常常被批评"守旧""不够革命"。为了贤者的名誉，人们努力从太炎晚年的"颓唐"中挖掘出一点闪光，想证明他的与时俱进。以我们看，这意义未必很大。人世潮流的光怪陆离，任谁也无法追上，"中华民国元勋"，终究变为"中华民国遗民"了。

下面我们分几方面讲讲太炎晚年的境遇。

首先是政治上。为了护卫《中华民国临时约法》，太炎与孙中山等共同发起"护法运动"，太炎并在广州为孙中山起草了陆海军大元帅就职宣言，孰料"护法运动"效果惨淡，又以失败告终。

太炎眼见得法治推行坎坷，北洋军阀为控制北京中枢恶斗不止，于是又转念投入到"联省自治运动"中去。因为中央政府为军阀所争夺占据，然后又借款卖国、祸乱四方，那不如教各省人民自治省宪法，文武大吏及地方军队以本省人充当，如此架空虚置中央政府。在中国现代史上的"联省自治运动"，本身有复杂的派别与经过，然而我们看看太炎的主张，明显的是非为图治，只是弭乱的权宜之计而已。这是民国九年（1920）的事。

"联省自治运动"最终失败了。此刻错综复杂的现实政治，恐怕已经不是太炎天真的政治学理所能应对的了。在中国近代的文化史上，从变法到革命，太炎的特殊之处在于他以一代文宗而能影响政治。然而随着"联省自治运动"的失败，可以说一代奇人章太炎的政治生涯就此谢幕。从此之后他虽间或发表些政治言论，然而过去主《民报》之政，一支笔震动天下的革命家章太炎，实在是不复当年之勇了。

那么作为学者的太炎又如何呢？

我们前文说过，太炎的知识结构是以"旧学与新知"为特点的。所谓"新知"，是因为晚清时候中国的"新学"尚在发轫阶段。到了民国以后，学术界的新巨子渐渐兴起，这一代新人多有留学的经验，着手建立"新学"，太炎的"旧学"与"新知"，难免遭到嫌弃了。不止如此。进入民国时代，太炎作为"国学大师"的形象已经在社会上深入人心——所谓"大师"，不惟要有真学问，还意味着有门徒学派的支持。太炎正是如此，除了他本人的学术早为学界推崇外，太炎的弟子朱希祖、黄侃、周作人等人都在北京大学任教，在当时日文史学中，俨然都是太炎的旗鼓。新学者要出头，必须驳倒旧学的势力，太炎作为高门大师一派领袖，也就很难不被当作攻击的靶子了。

太炎在他的"章门"中，仍然是群弟子尊崇的老师。然而走出自家的房屋，外面可是另一番景象，包括钱玄同、鲁迅在内的门生，思想上已经与老师有所疏离了。

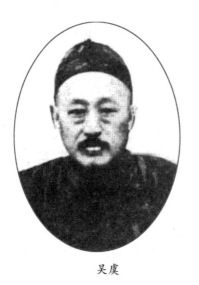

吴虞

我们前文说过，太炎的思想中以诸子学与西方新知为资源，对传统儒学有很大冲击。在新文化运动刚开始的时候，"只手打倒孔家店"的吴虞（1872—1949）颇为欣赏太炎的诸子学研究，认为有批判孔学的意义。然而"新文化运动"以后不久，太炎的旧学就遭到新学者的厌弃了。太炎自己以为一字千金的"齐物论"哲学，不消说，在各种西方新鲜思想的冲击下，已经难觅知音，太炎死后，绝而不传。就是太炎的诸子学与语言文字之学，也在新文化运动后被后来的学者否定掉了。

胡适的名作《中国哲学史大纲上卷》中附录一篇名文，叫作《诸子不出于王官论》，虽未明说，却是针对了太炎的旧学作驳斥的。太炎引以为傲的《文始》与《新方言》，也受到新学者傅斯年轻蔑的批判，说是"倒退"。"古史辨"学派的重要人物顾颉刚青年时颇崇拜太炎，后来也转而批判太炎的囿于古文。诸如此类，不一而足，我们将在后文详谈。虽然这些批评有许多不能成立处，且太炎也多有反驳的文章，但学术风气既已变化，他的听众也越来越少。等到学者侯外庐在其名著《近代中国思想学说史》中首次尝试全面系统地清理太炎的思想时，那已经是1947年了。

太炎曾说："学术在野则盛，在朝则衰。"[1] 应对时潮好尚的变化，太炎则仍以讲学应对。民国十一年（1922），应江苏省教育会的邀请，太炎在上海开讲国学。民国二十四年（1935），太炎更在弟子帮助下在苏州开设"苏州章氏国学讲习会"，晚年仍培养了不少优秀的学生。当时的太炎，前前后后在南北各地讲学，名声十

---

① 李植（培甫）：《余杭章先生事略》，《追忆章太炎》，第8页。

分之大，然而来听的人，很多却意兴阑珊，散会出场，甚至抱怨还不如《三国》《说岳》好听①。这些文化水平不高的人来旁听，并不是为了了解什么学术、增加多少知识，只是想近距离接触一下太炎这样的"文化明星"。一旦失望，他们很快会投奔到那善讲通俗内容的"明星"那里去。是以，虽然听课的学生中有不少成为未来的学术大师，但大的环境终究是越来越不利于太炎了。

太炎也注意兴办学术刊物，以为自己发言的阵地。民国十二年（1923），太炎任社长，弟子汪东任编辑，开始编辑出版《华国月刊》，旨趣为"甄明学术，发扬国光"。值得一提的是，《华国月刊》的经费，颇多是用太炎的名义卖字得来的，而这些书法作品，都是汪东模仿乃师的笔迹写的，几可乱真——汪东凑集一捆搬来，太炎再亲自落款盖章了事——我国旧日的书画家常有这样的情况。② 太炎晚年还创办《制言》半月刊，然而以我们大致的估算，基本上只是章门弟子在这杂志发文章，这"清一色"正说明了太炎在整个学界影响的不断衰退。

太炎在政治上既不能发挥影响，而他旧学大师的名声，却难免不被政治人物利用。孙传芳、吴佩孚辈军阀对太炎争相优礼罗织，请太炎主持考试，投壶清谈，以太炎的社会声望来充门面。但是太炎自己却意识不到，拿出旧式王者师的得意，以为自己周旋豪强之间，是在影响国事。五四运动以后，文化上公共的舆论场已经形成，太炎这些行为，连同公开讲学，作为社会事件也受到许多新文化人物的攻击。他们考虑太炎的举动会促进社会上复古的情绪，而阻碍新文化运动的推行，对太炎的态度，较为轻蔑。对太炎讲学的评论者所持的态度，有些今天看来应当说相当幼稚，像是抱怨太炎口音太重、吐字不清等等。此时人们唯一需要的已

---

① 汤国梨：《太炎先生轶事简述》，《追忆章太炎》，第86页。
② 盛巽昌、朱守芬编撰：《学林散叶》，上海人民出版社，1997，第344页。

经不是学问，而是新式的文化偶像。时代未必一直进步，太炎未必"渐入颓唐"，事实是人们的心态变化得太快了。一辈人物消逝，新人笑话旧人，古今概莫如此。

太炎以大学者的身份参与政治而自诩为开国元勋，自然以建国自任。然而残酷的现实是，投入了他之理想的中华民国，却抛弃了他。

太炎晚年在政治上可说确实是"反共"且"反革命的"，但是这"反共"与"反革命"并不是他落后时代的"颓唐"，相反，倒和他一以贯之的政治立场相符。在整个建立民国前后的时代里，在政治上，太炎的立场其实并不复杂，照我们看，是一种较为纯粹的民族主义立场，而不是革命主义立场。——"革命主义"从来不是太炎的出发点。后来许多评论者以"革命""不革命"这样的概念来观察评价太炎晚年与各方政治势力的分合，照我们看未免是俗儒之见。民国十四年（1925），太炎在上海国民大学演讲，后来发表出来，题为《我们最后的责任》。这则很短的演讲，其实意义非常大，他说道：

> 兄弟从前主张推倒满清，所以要研究国学，因为我们研究国学，所以要推倒满清……我们现在所要反对的，就是要反对共产党。共产党是否适合我们的国情，还在其次；现在的共产党，并非共产党，我们可以直接称他"俄党"。他们不过借着"共产主义"的名目，做他们活动之旗帜，什么"共产"、"不共产"，那简直是笑话。现在广东的党政府——什么"党"、"不党"，简直是笑话，直是俄属政府——借着俄人的势力，压迫我们中华民族，这是一件很可耻辱的事。我们应当反对借俄人势力压迫中华民族的共产党。最后，凡是借外人势力来压迫中华民族的，我们应当反对他，这便是我们最后的责任。①

① 汤志钧编：《章太炎年谱长编（增订本）》，中华书局，1977，第478页。

这里我们可以看得很明白，太炎反对共产党并非从政治意识形态的角度出发，而是出于民族主义的考虑，体现在共产党的问题上，是一种固有的反对帝国主义的忧惧——尽管他对共产党与俄国的关系可能有误解，而终身"散布反共谬论"①。说到底，太炎的民国理想，最根本是一种民族主义，而不是一种革命主义。

民国二十二年（1933），太炎曾经发表过《民国光复》的演讲，他劈头就说"所谓辛亥革命者，其主义有二：（一）排斥满洲；（二）改革政治。前者已达目的，后者至今未成。"②

我们谈到"革命主义"，好像是个很宽泛的词，具体说来，太炎的民族主义所反对的"革命主义"，是党化而泛滥的"革命主义"。这种冲突集中体现在他和蒋介石的矛盾上。

当年民国成立，初选国旗时，太炎倾心投选的是五色旗方案。但民国十五年（1926）国民党"北伐"以后，蒋介石将五色旗换成了青天白日旗，这叫太炎极为不满，因为旗帜的改换，似乎预示着主义的变更。他愤怒地批评道："今之拔去五色旗、宣言以党治国者，皆背叛民国之贼也。"③

统治者成为"民国之贼"，这似乎是民国理想失掉的象征，太炎到处宣言，说："袁世凯个人要做皇帝，他们（引者注，即孙中山及国民党）是一个党要做皇帝。"④ 他同时批评，独裁政治的"党治理论"，更是"邪说乱俗"，危害更大。这可以说是太炎民族主义的民国理想与党化的革命主义的民国理想的最根本冲突。

太炎这一类批评频频公开发表，自然叫国民党人从心忌恨。

---

①　汤志钧编：《章太炎年谱长编（增订本）》，中华书局，1977，第478页。

②　马勇编：《民国光复》，《章太炎讲演集》，河北人民出版社，2004，第181页。

③　章太炎著，马勇编：《与李根源书》，《章太炎书信集》，河北人民出版社，2003，第709页。

④　汤志钧编：《章太炎年谱长编（增订本）》，中华书局，1977，第518页。

民国十四年（1925），孙中山在北京逝世，国民党中央决议在南京建中山陵安葬国父。修陵则要立墓碑，而孙中山这样的大人物，碑文自然要一世的大手笔来作。太炎与孙中山交往深厚，并肩建国，自己又是一代文章渊薮，一般舆论皆推望太炎作碑文，太炎也以此自任，对人说："（墓志铭）只有我有资格写，我欲为中山先生作墓志。"① 可是太炎既到处骂蒋介石，蒋介石当然不愿意开口请太炎作墓志；且太炎也没少骂过孙中山，更是有理由不让太炎来执笔。然而孙中山的墓志，当时又没有其他人有资望来写，一来二去，中山陵已经建成，大家只好在碑亭里刻了一方"天下为公"的碑代替。未能作孙中山墓表，太炎十分遗憾，他说："蒋以个人好恶，竟宁使革命元勋之陵墓缺少墓铭，可憾也。"②

到了民国十六年（1927），蒋介石发动四一二政变，在上海镇压共产党，与此同时，又专门请国民政府通缉章太炎、张君劢、黄炎培、蒋维乔、张东荪等长期涉足政治的"学阀"。一年之后，上海市国民党党部直称太炎为"章逆"——这下太炎又和他当年"苏报案"中的待遇一样了。

这一切使太炎的心境愈发悲凉失望，他开始在公开场合对外宣言，宁愿做"民国遗老"。遥想当年，民国肇建，出沈恩孚作词、沈彭年作曲的《五旗共和歌》被作为中华民国临时政府的临时国歌，中有唱到：

飘扬五色旗

民国荣光

锦绣山河普照

---

① 章导：《忆辛亥革命前后先父太炎若干事》，《追忆章太炎》，第109页。

② 章导：《忆辛亥革命前后先父太炎若干事》，《追忆章太炎》，第110页。

太炎的五色旗已经被改换，而建立民国荣光的旧人逝去，则更惹出太炎的感慨。民国十七年（1928），黎元洪在天津去世，太炎送去一副挽联，道是：

继大明太祖而兴，玉步未改，佞寇岂能干正统？
与五色国旗俱尽，鼎湖一去，谁周从此是元勋。①

这挽联的落款，是"中华民国遗民章炳麟哀挽"。

太炎并不怎么推崇黎元洪，照我们看，太炎是以历史人物的眼光对待黎元洪，将他的兴起与逝去，如五色旗的起落一般，当作是历史里程的感喟。昔年武王克殷，访问殷商遗民箕子为治之道，传说这问答内容便是著名的《尚书·洪范篇》。箕子过故殷墟，欲哭无泪，乃作《麦秀之诗》以歌咏其情。

这大概是我国历史上最早的"遗民"。后来每到王朝更替，旧人不甘效忠新朝，隐蔽山野岩穴，亦自称为"遗民"，特别是宋明两朝之末叶，时逢异族入主，遗民乃众。二千年后，太炎在未亡的中华民国国土上，而自称"中华民国遗民"，与其说是对旧时代的怀恋与效忠，不如说是自己的民国理想在时代的洪流中失落，而留下的无奈与悲痛了。

中华民国二十年（1931），九一八事变发生，东北三省陷落。太炎与朋友谈论说："有此总司令、此副司令，欲奉、吉之不失，不能也。"② 总司令即是蒋介石、副总司令即张学良。太炎的高足刘文典最得太炎派头真传，在安徽大学做校长，大骂蒋介石，太炎在上海逢人便说有个好学生。太炎九一八之后到北京见张学良，

① 汤志钧著：《章太炎年谱长编（增订本）》，中华书局，1977，第516页。
② 章太炎著，马勇编：《章太炎书信集》，河北人民出版社，2003，第892页。

67

劝他出兵，刘文典回忆当时自己在楼下，听见老师音调激越，声震屋瓦。

淞沪抗战爆发后，太炎一面与文化政治名流联名宣言，批评执政军队的后退，一面作文为书，鼓励表彰军民英勇的抗敌战绩。后世的研究者称这是太炎晚年最后的光辉。光辉自是光辉，可照我们看，搜寻这种光辉来表彰太炎未免太小瞧了他。哲人虽萎，不失其风，"中华民国遗民"从来未失掉他的民族气节与理想。

民国十一年（1922），上海报纸《申报》出版十五周年纪念特刊《最近之五十年》，太炎为之作序，结尾一段，讲到时世变化的感慨，今天读来仍令人动容：

> 自有书契以讫于兹，其为五十年者，不知其几也。其变之亟，略无有过于今者。以今之五十年中解之，后之变者又转亟于前，持论之士无虑数十人，非徒随之，且有造之者矣。当其造也，不知其奚以造也。变既成矣，已处于变之中，而又怵然不知所如往。坐而议之，皆扰扰焉，然少选必有窘焉不自得者，此其何故也？以其变不胜推也。吾恶知夫后之五十年者，其变不转亟于今，其造变者不乃动于几而不自知耶？①

借这作序的当儿，太炎回首五十年的历史与人生，究竟作何感想呢？当三千年未有的大变之世，目睹五十年剧烈的变化，身后又将有怎样的变化？那大变中追随时代变局的人中间，亦有创造历史的英雄昂然而起，而当大变结束，英雄处在这已成的变局中，又四顾茫然，不知所往。时势造英雄，英雄造时势，可在时势变迁的洪流里，英雄又将何以处时势？这段文字，大概可以说

---

① 《太炎文录续编》，第141页。

68

是太炎晚年的内心写照了——他熟练运用着《周易》《齐物论》中的哲学，但清楚的哲学思辨又真能化解面对现实的困惑吗？

民国十五年六月，太炎手书通告及门弟子，说"果有匡时之志者，当思刘晔有言，昏世之君不可赎近，就有佳者，能听至言，十不过三四，量而后入，不可甚亲，乃得免于常絓。昔人与汉高、勾践处，功成便退。若遇中材，一事得就，便可退矣，毋冀功成也。入吾门者，宜视此。"① ——这，当是太炎从政入世的悲凉心得。

十年之后，民国二十五年，公元 1936 年，6 月 14 日早晨，太炎在病榻上溘然长逝，寿六十九。太炎因为长期的鼻患，转成鼻咽癌，又兼其他数症并发，去世前已经在病榻上度过数日，已经难以进食，却不忘给学生讲课和修订《古文尚书拾遗定本》。太炎去世前一年已立好遗嘱，但因各种原因，六十年来未曾公之于众②，人们所共知的太炎临终遗言来自弟子缪篆的转述，只有简单的两句话：

> 设有异族入主中夏，世世子孙毋食其官禄。③

驱除异族光复中华，这是他少年的义愤激切，又是他中年的功烈华彩，未想至死之日，日寇凭陵，这又成了他的遗憾与忧惧。世道之变，一至于此。

太炎既死，入土却成了问题。在营葬太炎的问题上，章家人和当时国民政府有很大的分歧。按浙江人风俗，亡者入殓时要在棺材里覆盖绸布，并将绸子打成结，这叫作"结彩"。汤夫人买来

---

① 章太炎著，马勇编：《章太炎书信集》，河北人民出版社，2003，第871 页。

② 至 1994 年《章太炎遗嘱》方由太炎之孙章念驰整理，刊载于《学术集林·卷一》（王元化主编，上海远东出版社，1994）。

③ 《章太炎遗嘱》说"若异族入主，务须洁身"，与此乃为同一意。

红、黄、蓝、白、黑五色绸子，按当年民国五色旗上的顺序排列在棺内，然后"结彩"入殓。当时国民党及国民政府早已改用青天白日旗，当场一见五色旗故物，大为惊讶。一些国民党元老和章门弟子见了，深恐得罪当局，汤夫人却说："五色旗孙中山先生也赞成过，为什么不可用？太炎一生为辛亥革命胜利，为五色旗的诞生出过力、坐过牢，而没有为国民党旗出过什么力，因而用五色绸为他结彩，最为恰当，你们怕，责任由我来负。"①

事情还远不止于此。

国民党当时确实考虑为太炎举行国葬。1936 年 7 月 1 日，国民党中央政治委员会第十七次会议上，曾做出决定给太炎国葬，同年颁布了国葬令。然而国葬的举行却迁延不决，迟迟没有动静。汤夫人不再等待。太炎生前遗愿，要葬在南明名臣张煌言在杭州的墓旁边，汤夫人将亡夫灵柩停在家里的灵堂，各方奔走，终于在张煌言墓旁边买了一块地。当时日寇已经进逼苏州，飞机常来空袭，章家人只得又把太炎灵柩转移到地下室里。局势日紧一日，地下室也不安全，章家人又将后花园的鱼池抽干，砌成墓穴，将太炎的灵柩暂厝于内——这是 1937 年 7 月间的事。

乱世流离，生死人皆不得安宁。不久，章家人离开苏州，辗转到了上海租界避寇。苏州沦陷，日军闯入章宅，大肆抢掠。日寇见后花园有新墓，疑有财宝在内，计划挖掘，亏了有一位日本长官闻讯赶来，知道是太炎大师的墓，才制止住兵队。几日后，这名日本长官还亲自来祭奠了一番。

日本降服以后，章家人满心欢喜以为国葬指日可待，孰料国民政府经济困难、局势危难，还是没法兑现承诺，太炎的灵柩，就一直藏在后花园。直到人民政府建政以后，章家人得到浙江省政府积极协助，更有周恩来总理亲自过问，各方人士为之呼吁，

---

① 章导：《忆辛亥革命前后先父太炎若干事》，《追忆章太炎》，第 104 页。

终于在 1955 年 4 月，如太炎生前所愿，将他安葬在浙江南屏山北麓张煌言墓的东南。当时浙江省政府为太炎举行仪式公祭，葬礼由大学者马一浮主持，政学界的名宿都来吊唁。从前太炎被袁世凯软禁时，他的弟子杜天一曾往探望。杜氏保存着太炎一幅亲笔手书，是"章太炎之墓"五个字。原文的"太"字写成古体的"夳"。到了太炎安葬的消息传出，杜氏后人将这幅保藏的太炎手迹献出，大家就以这幅手迹刻成太炎的墓碑。

这时上距太炎之死，已经十九年了。

然而这短暂的平静，难能不被政治的暴风骤雨打破。我们前面提到受太炎影响很大的陈干，曾将太炎书与他的墨宝刻成石碑，立在家族祠堂里。到"土改"时，村民将这石碑推倒，用来修了小桥。这石碑上刻的十六个字是《诗经·大雅·烝民》中的话："柔亦不茹，刚亦不吐，不侮鳏寡，不畏强御。"①

"文化大革命"开始之后，章太炎作为旧人物受到批判，太炎墓自然也受到冲击。太炎的声名，在人们的评价中也一波三折。

1981 年，适逢纪念辛亥革命七十周年，章太炎的历史功绩重新得到肯定，太炎在纪念活动中位列"中华八十三位英杰"之一，名誉得到平反。人民政府下令拨款，修复了太炎的陵墓。1981 年，太炎墓修复竣工，并被定为浙江省保护文物。1988 年，浙江省人民政府在太炎墓前修建了章太炎纪念馆。

1981 年，上海人民出版社出版了八卷本《章太炎全集》。2014 年以来，新版的《章太炎全集》也在陆续出版，据预告有十九卷之多，迄今尚未出齐。2016 年 6 月 14 日，时为章太炎逝世八十周年纪念日，"章学研究论丛"又付枣梨，亦由上海人民出版社出版。对章太炎的研究，目前可说是方兴未艾了。

---

① 佟立容：《记先外祖父陈干与太炎先生的交往》，《追忆章太炎》，第 37 页。

第七节　太炎的学术"三部曲"

在大致了解太炎生平行迹的基础上，不妨再专题式地介绍一番太炎的学术思想。

之所以将学术思想与生平行迹分开来谈，是因为太炎本来就有革命家、学问家的双重身份，两者在互相影响中又互相别行，而他的日常行迹更主要地贴合于政治一面，与学问有一定的距离；且学术的评价标准、解读思路也与生平小传及政治定论有较大的区别。故前辈学者为醒眉目，已有为太炎单独编撰"学术年谱"之举。① 基于同样的原因，本书在正文写作与附录编撰中，也尝试将太炎的生平政治与学术思想分开介绍，这有利于更清楚地体现太炎的多元身份，也便于读者阅读时有针对性地选择。

据说，"太炎与人讲音韵训诂，不甚轩昂；与人谈政治则眉飞色舞"②，这似乎也可部分地看出学术、政治二者在太炎心中的分野：前者更需要理性，而后者则更需要激情。

简单而言，太炎一生的学术演进大体可分为三个间隔大致相等的阶段。

第一阶段，大致以光绪二十二年（1896）作为分界点，前此可称为"旧学新知期"。在这一阶段，太炎主要接受的是来自于诂经精舍的朴学教育，他的学术训练与知识结构都以考据为主。

一般认为，清代朴学可以分为两派：吴派，代表人物为惠栋，持"信而好古"的佞汉立场——太炎更批评其为"义和团之先驱"③；皖派，代表人物为戴震，主张"实事求是"。吴派的学风

---

① 姚奠中、董国炎著：《章太炎学术年谱》，山西古籍出版社，1996年初版（三晋出版社2014年重印）。

② 刘禺生：《世载堂杂忆》，《追忆章太炎》，第445页。

③ 马勇编：《清代学术之系统》，《章太炎讲演集》，河北人民出版社，2004，第102页。

趋于保守，在朴学初期自有整理文献的重要价值（即"舍古亦无以为是"），而且这种尊重前人劳动的态度也比较笃实；但随着学问的发展，就显得抱残守缺，不合时宜。而太炎在诂经精舍学习，其导师俞樾私淑高邮王氏，实际即持皖派的立场（王念孙即戴震的学生），因此治学能够左右采获，不墨守一家。

在当时"显学"的今文经学面前，太炎继承师法，持两汉古文经学的立场加以抵制，收入《诂经精舍课艺》第七、第八集的相关文章，是他在光绪十六年至二十二年（1890—1896）间所作的"期末论文"，主要内容是对经传的训诂与考释。《诂经精舍课艺》三年一刻，收录的是经过院长俞樾筛选的优秀论文，太炎在两集中有三十八篇入选，数量在诂经精舍学员中排名第一，足见其成绩的优秀。这些论文在今人编辑《章太炎全集》的时候被单独辑出，以《诂经札记》之名行世。值得注意的是，此时的太炎对今文经说还并不偏废，这显然是受到"颇右《公羊》"的导师俞樾之影响——俞樾曾明确指出"《春秋》一经，圣人之微言大义，公羊氏所得独多"①。

在这段时间内，太炎先后撰写两部札记体的著作。一部是《膏兰室札记》，另一部是《春秋左传读》。太炎所采用的札记体例依然是恪守乾嘉的"传统"一路。梁启超在《清代学术概论》中指出："大抵当时好学之士，每人必置一'札记册子'，每读书有心得则记焉……札记实为治此学者所最必要，而欲知清儒治学次第及其得力处，固当于此求之②。"札记算不上成体系的著作，但却适合专题讨论、友朋交流与随时修订，特别为长于归纳资料的清代朴学家所青睐。太炎的这两部著作，正是他深受朴学影响而又部分地尝试学术新变的明证。

许多年后，章太炎在《再与人论国学书》中谈及自己的《膏

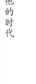

---

①　《春秋天子之事论》，《诂经课艺第三集》。
②　梁启超著：《清代学术概论》，第62—63页。

兰室札记》时，评论道："行箧中亦有札记数册，往者年少气盛，立说好异前人，由今观之，多穿凿失本意，大氐十得其五耳。"照我们看，这可说是平允之论。对于《春秋左传读》，当时太炎的老师俞樾就批评此书"虽新奇，未免穿凿，后必悔之"。果然，太炎"中岁以还，悉删不用"[1]，承认此少作"滞于汉学之见，坚守刘、贾、许、颖旧义，以与朴氏立异，晚乃知其非"[2]。虽然部分见解经修订后收入太炎的其他著作，但受限于当时的年龄与学力，两书中不少见解还欠妥当，后来大部分均被他删削、摒弃，这也是毋庸讳言的。——细密的考据必然来源于长时期的材料积淀与思想打磨，二十多岁的太炎在这个方面难免有些不足之处，而他自己也清醒地认识到了这一点。

太炎在光绪三十二年（1906）所作的《说林》中有一篇《定经师》，既是进行学术批评，也大抵代表了太炎推重的治学方法。他指出说经最要者有六，即审名实、重佐证、戒妄牵、守凡例、断情感、汰华辞。这正是太炎一生追求的学术目标。

同时，太炎也初步接受到西方自然科学和社会科学的一些基本知识，虽不成系统，却有意识地在研究中吸收化用。

光绪二十三年（1897）俞樾为《诂经精舍第八集》作序，说光绪二十年（1894）以来人人争言西学，独"余与精舍诸君子硁硁然抱遗经而究终始……奉许、郑先师栗主，家法所在"，殊不知他的得意门生章太炎已经偷偷写下了不少受西学影响的学术札记。时代风尚已经彻底变化，尽管俞樾坚持"不通时变"，诂经精舍中人的思想却也并不完全在他的掌控之中了。

《膏兰室札记》便是个最好的例外。这札记在太炎生前只是一份未定手稿，封面题名"札记"，又云"署于膏兰室"，故弟子整

---

[1] 汤志钧编：《章太炎年谱长编（增订本）》，中华书局，1977，第 16 页。

[2] 汤志钧编：《与徐哲东论春秋书》，《章太炎年谱长编（增订本）》，中华书局，1977，第 19 页。

理时命名为"膏兰室札记"。该书现存者471条，其中涉及西学者41条，接近十分之一。其中，主要包括地圆说、天体演化学说、生物衍化学说、物质结构学说等。不过，太炎这时的西学水平还不甚高，所读者主要是上海出版的一些通俗纲要性论著。比起当时在学术界引发巨浪的康有为、梁启超等"新党"所构建的"知识仓库"，太炎的所学还很粗浅。

太炎对西学感兴趣，不过此时的处理方式还很简单，就是尝试将西学与古籍比附起来，形成所谓的"东方格致"①。他说，《管子》里有"地之东西二万八千里，南北二万六千里"，就是对地球长短径的测算，代表了古代的地圆说②。他甚至认为"女娲世早知化学"。又，《汉书·天文志》说"星者，金之散气，其本曰人，星众国吉，少则凶。汉者，亦金散气，其本曰水，星多多水，少则旱。"太炎评论道："泰西以远镜窥河汉，知其为微星积成光气"，"是汉人已知汉为微星积成矣。"③

今天看来，这些见解多属于一时的"抖机灵"，并不能称为客观的学术研究。但是，这种互相比附自是一种学术传统，且在当时的知识界颇为流行，也不能以此苛责初出茅庐的青年太炎。而且，这些有趣的想法不仅对太炎的思辨力和想象力有很大促进，也推动了他学术的进步。其最具有价值者，似乎在他对生物衍化的兴趣上。一方面，在当时对生物进化领域感兴趣的学人凤毛麟角，相关的普及著作也不太多，太炎在这方面倒算颇为领先；另一方面，太炎对生物进化的理解，在以后便从自明的社会救亡思想，推动着他的佛教哲学理念，对他后来的学术与政治都有着不可忽略的影响。

---

① 太炎在流亡台湾时，就曾将札记中相关内容连载于《台湾日日新报》，题名《东方格致》。汤志钧编：《章太炎年谱长编（增订本）》，中华书局，1977，第599页。

② 《膏兰室札记》，第166页。

③ 《膏兰室札记》，第125页。

《庄子·至乐篇》有句话说道："青宁生程，程生马，马生人，人又反入于机。万物皆出于机，皆入于机。"旧说认为"程生马"的意思是野马生出了马。但为什么马会生出人，恐怕比较费解。太炎先以文字训诂，说"青宁"是"虫"，而"马"为"野马"，即尘埃游气。然后联想到，"青宁"正如"微生物"，"程"是微生物的所积，而"野马"是"空气"，他说道·"马牛人者，人非空气不生也，人之炭气复归于空气，人之骸肉复反为微生物，故曰人又反入于机。"[1] 太炎这番话用舶来的进化论观念、医学知识与传统考据学相结合，实在是个充满意趣的新见解。当然，究竟有多大程度值得今人借鉴，那就是另外的问题了。

又如《淮南子》中说"海人生若菌，若菌生圣人，圣人生庶人"[2]，太炎指出，"菌"就是"人"。此后太炎在他的著名论文《菌说》中进一步阐释了这个观点。

> 是呼人为"菌"也。然则"若菌"即"若人"矣。以淮南王著书，其必非用夷语可知。又以知古者谓人为"菌"，而其语特流传于诸夷也。人之称菌也，其义则必自精虫始，小以盅菌为同物，而动植不可以强判尔。

76

《菌说》将《庄子》《淮南子》等古籍与佛教思想、现代进化知识糅杂在一起，特别批评了谭嗣同《仁学》的相关见解，实在是近代一篇极重要的哲学论文。这篇文章虽发表于1899年，而学术渊源实在于《膏兰室札记》。

又《膏兰室札记》卷三中收录有《历物疏证》一篇，专门分析《庄子·天下篇》所记录的惠施"历物之意"。太炎认为惠施所论可与欧几里得算术之学相提并论，并尝试广引数学、地理学、

---

[1] 《膏兰室札记》，第214页。
[2] 《膏兰室札记》，第223页。

章太炎：铁血著华章

光学等知识加以解读。以现在眼光来说，其解读大抵是穿凿附会，如太炎解释"今日适越而昔来"是具有时差；解释"泛爱万物，天地一体"是说明空气对生物的重要性，简直令人啼笑皆非。但这则代表了太炎乃至其同辈的学术旨趣。

此外，太炎这一时期对西方政治制度也有所了解，有时不经意地逗漏出一些：

在太炎读到《后汉书·齐武王縯传》，光武帝令齐王刘章作地方太守的故事时，他联想道："按日本有以亲王为县令者，观此则古人常行之矣"①；而当他读到《晋书·四夷大秦传》时，中有叙述罗马制度"若国有灾异，辄更立贤人，放其旧王，被放者亦不敢怨"，太炎评价道："按今日泰西民主即此。"② 这谈不上什么思想，也并非什么特别的解释，但却可以看出他的思维方式与学术兴趣之所在。看到他早年札记中的特别旨趣，我们也就不难理解，为什么太炎在读《佐治刍言》③ 的时候会有着"魂精泄横，蓺然似非人"的热血沸腾。

需要特别提出的是，晚清绝大多数传入中国的西方知识仅仅是"知识事实"而已，缺乏科学观念与系统思维，故仅能称为"新知"，而不足称"西学"。太炎及其上代的学人们的西学知识除来自于几部并不深入的著作外，绝大多数都不过是阅读《申报》《时务报》等报刊或其衍生品而成。——在当时，"西学"本身就是一种"潮流"、一种"新闻"。

章太炎所处的是西学东渐的"一世"，章太炎自己是兼容旧学与新知的"一代"。"旧学新知"，可以形容以章太炎为代表的学人们所受的学术训练和知识结构，正是它们塑造出异于传统的学人新面貌；而旧学与新知之间，又互相影响渗入，参合变异，逐渐

77

---

① 《膏兰室札记》，第 233 页。

② 《膏兰室札记》，第 233 页。

③ 《佐治刍言》，英国学者傅兰雅（1839—1928）著，是一部鼓吹自由平等等现代性价值的政治论著，在当时影响很大。

孕育出新的学术局势，以下启我国现代学术之建立。在这个时期，太炎的学问也大抵奠基，后来他引以为豪的小学、经史、诸子、文章之学，无不可溯源于这一阶段的研读涵咏。而他的对西学的重视，对救国兴邦的关怀，也悄悄地苗壮起来了。

第二阶段，始于光绪二十三年（1897）《訄书》部分篇章的撰写，终于民国二年（1913）《自述学术次第》的完成，大致可称为太炎学术的"决破网罗期"。这一时期是太炎最高产的十五年，他的主要著作基本都完成于这一时期。在此之前，太炎的学术还未脱乾嘉故技；在此之后，太炎致力于完善修补已有的学术研究，很少再有震撼力的言说。唯有此二十年间，可称胜义纷呈，创见迭出，而采用的研究方法和根本立场，却是乾嘉朴学乃至整个中国学术史上都难以找到的。换言之，太炎打破了旧的学术体系，尝试向着现代学术迈进，但却并未形成一种易于被后学归纳和仿效的学术范式。《自述学术次第》的写成，或许可以代表太炎学术的里程碑——即其学术已蔚为大观，有"次第"可寻。

《訄书》在近代学术史上是一部奇书。且不说单行与修订稿本的多元，单就集结成书的稳定文本看，就有《訄书（初刻本）》

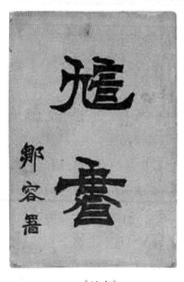

《訄书》

《訄书（重订本）》《检论》相当于"訄书定本"三部。三部书之间有差异也有联系，正是太炎颠覆传统学术范式并自成一家面貌的标志性体现。仅从完成于这一时期的两种《訄书》来说，重订本较之初刻本，完成了从尊清到反清，从社会改良到政治革命的思想转变，代表着太炎思想的日趋激进——而这也正是其思想日趋成熟的重要表现。从涉及的领域而言，初刻本对先秦子学流派、传统思想观念、中国改革形势都详加考察，最终以《独圣》作为总结；重订本则进一步伸展触角，探讨了学术史、传统社会、改革意见及社会科学方法论等领域——这几乎已经成为博综全部社会科学领域的纲领性著作。倒纵不能说近代以来"绝无分店"，但论及功力之深、堂庑之大、文辞之雅，可称一时无两。有此一书，太炎的学术地位就足以奠定。然而其文辞实在过于古奥艰涩，这也极大限制了本书的影响力。

《论诸子学》（1906）的完成，代表着太炎对先秦子学研究的突破，尤其是他对孔子与儒家的批判，在当时具有巨大的冲击力。其中核心的"诸子出于王官说"可说是"古文经学"的经典论述，并非太炎的发明，但在当时的语境下，却解构了儒家"一家独大"的神圣性，将九流十家放在同一水平线上衡量，认为不过都只是王官之一家，没有高下之分，显然具有思想解放的社会意义。这些在当时看上去有些惊世骇俗的批评，正是针对同样惊世骇俗的今文经学派而发，同时也夹杂进不少排满革命的"私货"。面对"借经术以文饰其政论"的廖平、康有为等人，太炎某种程度上也采用了同样的手段加以应对。在这个特殊的年代里，学术与宣传有时杂糅在一起，令人难以分辨。"今文"一方是神话孔子，解构六经；"古文"一方是尊经重史，归心考据。两相和合，居然完成了对整套经学的解构。不过，或许令人难以相信，仅仅过了十余年，太炎的子学观念就已经成为下一代学人熟知乃至觉得不够有冲击力的"旧闻"了。胡适"诸子出山于王官说"一炮而红，既是年轻新锐挑战名家硕儒的第一声炮响，同时也是学术更新与范式转换的标志性事件。在这"二千年未有之大变局"下，学术演化之速，恐怕是时人乃至后人都无法想到的吧。

《新方言》（1907）、《文始》（1910）两部著作的面世，标志着太炎学术已经从乾嘉式的"小学"转向现代的语言文字之学。从表面上看，太炎还在继承清代的小学传统，但实际上他已经别开生面，开辟了一片新的天地。他批评传统的"小学之用，趣于

道古而止"，尝试去追求古语与今语、方言与通语的融会贯通，并指出这种追寻语源的工作是"世人学欧罗巴语"时的必备功夫，这就超越了朴学局限于六经的狭窄视野，而俨然具有现代语言学的关怀与方法了。太炎在 1906 年的演说辞中提出语言学的新使命为：根据造字的先后推见建制事物的先后，深入了解先前社会和历史，按照文字固有的规则增造新字；提倡小学，使文辞优美复古，产生爱国保种的力量。随着其弟子黄侃等大张其军，这一领域几乎被章门所垄断，"章黄学派"，其名生焉。

这一时期太炎的佛学研究也极为重要。此前，年轻的太炎"独治经史通典诸书，旁及当代政书而已。不好宋学，尤无意于释氏"，尽管好友夏曾佑、宋恕先后向他推荐佛典，他却无甚兴趣。随着太炎因《苏报》案入狱，他因无书可读而不得不逐渐深入接触到佛教的经典论述，在阅读的过程中，太炎也渐渐体会到佛教哲学的殊胜之处。在狱中时，太炎就致力于研究佛学与西方哲学的会通，并已初见成效。到了撰写《齐物论释》（1910）之际，太炎将佛学、庄学与康德哲学融为一手，尝试构建一套集大成式的哲学——宗教体系。他"操齐物以解纷，明天倪以为量"，对当时流行的诸多哲学派别都加以批评，处处体现出不同凡响的思辨能力。可惜的是，由于其征引繁复、文辞晦涩，在世人竞言"革命"与"求新"的时代，其思想未得到过应有的重视。在太炎看来，他的《齐物论释》与《新方言》《文始》两部小学著作都允称"一字千金"，他的诸子学与小学也可并称学术双璧。但即使是人才辈出的太炎弟子群中，也无人能传其子学研究体系，足见其学问的高妙难及。到今天，除了"俱分进化"时而被人提及外，太炎的哲学思辨与子学著作几乎被人们淡忘了，取而代之的则多是一些辗转稗贩的粗疏玄想。

成书于宣统二年（1910）的《国故论衡》也是一部具有特殊学术意义的著作。所谓"国故"近乎"国粹"之义，在本书中主要指小学、文学、诸子学三方面。而"论衡"则源于东汉王充的

《论衡》，即衡量言论之意。所谓"国故论衡"，基本可以代表太炎的治学范围与核心思考。这既是一部具有一定通识性的著作，同时更是一部见解独到的学术论文集。

第三阶段，始于民国三年（1914），终于太炎逝世（1936），可以看作是太炎学术的"守成应变期"。守成是说这一时期太炎的学问没有太大的创新，著述数量也相对较少，乃至被人目为"晚入颓唐"；应变则是说太炎实际还在不断地微调自己的见解，继续攀登学术的高峰。这种应变一方面是太炎依其学问的内在理论而加以修正，一方面则是应对迥异于前的民国政局与学术风潮。在过去的讨论中，由于往往只侧重于"革命性"，故对太炎晚年具有某种"保守"倾向的见解评价不高。但是，这一阶段的"晚年定论"实在是有很多应该加以重视的内容。

首先值得一提的是，太炎再一次对《訄书》作了系统的修订与重撰，更名为《检论》。仅从书名的更易就可以看出太炎思想的演化：《说文解字》，"訄，迫也"，太炎进而解释说这是"述鞠迫言"，意思是本书是他在恶劣环境下不得不说的话。而"检论"则是"检核考察"之论，意思是要对中华文化进行全面考察与论断①。太炎在《自述学术次第》中就说"旧著《訄书》，多未尽理，欲定名为《检论》，多所更张"。从倾向来说，前者是在危急情况下的应激性论说，而后者则是相对从容冷静的系统性论证。同是面对中国的全副文化思想与社会制度，太炎心态的变化可以呈现。其种意义上说，从《訄书》到《检论》，乃是太炎学术从"破"到"立"境界的转变。太炎"身衣学术的华衮，猝然成为儒宗"，鲁迅评价时的口吻倾向未必全然可靠，但这确是晚年太炎的生动写照。

较之早年的著作，《检论》中非常重要也颇引人争议的乃是太

---

① "检"此外还有监禁之意，乃暗示写作之际被袁世凯囚禁的个人命运。（《章太炎学术年谱》，第240页。）我们认为这命名应该具有双关之意。

炎对孔子态度的转变。其《订孔》一篇虽沿用《訄书》旧名，看似仍以"订正孔子"为旨趣，但内容修改不少，倾向已有明显变化。太炎增入"不曰贤于尧、舜，岂可得哉""圣人之道，罩笼群有"等语，重新承认孔子的权威地位，与过去贬低《论语》"晻昧"的观点形成鲜明对比。

1921年，柳诒徵撰文批判太炎在《论诸子学》中表现的诋孔倾向。对此，太炎撰《致柳翼谋书》以复，谦虚地接受了柳氏的批评，并声明了自己学术思想从诋孔到尊孔的变迁。他深刻反省这是"十数年前狂妄逆诈之论"，足见确实有了一番大的改变。在革命家的眼中，这种变迁无疑是所谓"历史的倒退"；但如果以整体的眼光观察太炎学术，就可知道这种变化并非偶然，且正是他不断完善个人思想系统的尝试。

晚年的太炎闭门谢客，不谈时事，重新转向对儒学的研究与思考。对他早年赖以成名的《左传》学，太炎精益求精，不断修订旧说。1930年，太炎完成《春秋左氏疑义答问》。他对此书极为自负，称之"为三十余年精力所聚之书，向之烦言碎辞，一切芟薙，独存此四万言而已"。可以说，这正是太炎经学的"晚年定论"，实际上也代表了他经学研究的最高水准。

在太炎临终前几年，他在苏州创立国学讲习会，主要授课内容皆属经学相关。1933年刊行的《章氏丛书续编》收录著作七种，全部是经学著作。两年后的1935年，太炎的讲稿《论读经有利而无弊》在天津《大公报》上连载，这篇讲稿共分三段，先"论经学之利"，然后"论读经无顽固之弊"，最终"论今日一切顽固之弊，反赖读经以救"。这篇认为"于今读经，有千利而无一弊"的讲话从学术上看颇有道理，但却与新文化、新文学的倾向背道而驰，在当时产生极大社会反响。从批评的角度看，自然是"晚入颓唐"，日趋保守的表现；但实际上太炎的学术立场并无根本变化，只是因当时国故衰微，他特意大加表彰而已。他的提倡读经，已与传统经学关系较为疏离，更多地是以历史的眼光，希望借此保存传统文化。——杨树达更认为其见解与胡适的"整理国故"无甚矛盾，这也代表了当时人对太炎发言的一种意见。[1] 值得特别注意的是，这种"唱反调"的讨论方式，也与太炎早年的气魄有一脉相承之处。

与此同时，太炎还对此前颇为鄙夷的宋明理学大下功夫。他所谓的"回真向俗"，正是从佛教（出世法）转向儒学（世间法）的过程，而会通理学、佛学、西哲的尝试，更体现出通人的学养与大气魄。太炎说，"欲经国宁民者，不得不同于世俗""居贤善俗，仍以儒术为佳。虽心与佛相应，而形式不可更张"，以为儒学的实用倾向较之佛学，更有补于中国社会的现实。在哲学思辨的角度，他也不断提升儒门贤哲的地位，认为多有臻抵佛菩萨境界者。到了他晚年与蒙文通的对话，似乎已经接受孔子堪与佛陀并论的观点。对太炎晚年的这番变动，学友余一泓指出"庄子虚己以游世的大义和太炎回真向俗、世法出世法衡中的态度虽然文意不同，但共享一个相同的洞见，即圣智贤愚不得不地在必然共同的世界中过着必然不同的生活，逍遥、教化甚至沉沦（Verfallen），最终都指向真俗的一种同一"[2]，以我们看，这正是《齐物论释》以降太炎思想的走向趋势。

上述所谓"三个阶段"，当然并非定论——将人的丰富一生理解为线性，未免也太过单薄。这里只是尝试大致勾勒太炎学术生命的大致演化轨迹，以便于读者对太炎学问有一较初步的了解。更详细的论述，还请读者参阅本书第三章。

---

① 杨树达认为"适之谓诸经全通解后然后始能读；章先生谓必先读，然后始能全通解。然则两君止是先后次第之争，非读与不读，针锋相对之论争也"。（《积微翁回忆录》1935 年 6 月 30 日）——另外应当指出的是，杨氏此语似对胡适学术核心精神的理解并不深刻，但其见解对于理解近代学术史上章、胡递嬗的轨迹是有帮助的。

② 余一泓：《章太炎的"回真向俗"一解》，青岛文学，"泛太平洋新民学会"讨论稿，2017 年 1 月 7 日发表。感谢余一泓兄惠允引用。

第二章
光复梦：作为革命家的章太炎

现在我们来谈谈章太炎的政治思想。

太炎乃是中国近代一位大革命家。革命家者，首先要有革命方面的事功，绝不是书生袖手谈谈心性便可。在上一章中，我们在介绍太炎生平的时候，也是着重于讲其革命的事迹。然而，如果只是勇于揭竿而起，那么则只是一种应激于压迫的单纯反抗，不带有什么更多的意义。而反抗之后，社会能否更好、民生是否安居，往往更不在反抗者的考虑范围之内。如太平天国运动中，虽然早期颁布了那号称"耕者有其田"的《天朝田亩制度》，后期又颁发了旨在发展资本主义经济和工业的《资政新篇》，但始终只是一纸空文，未曾真正落到过实处。太平天国运动可称传统中国底层社会最剧烈的反抗，而犹是如此，一般的反抗也就可想而知了。故而，若想建设一个更好的国家，除却推翻那业已败落的旧世界，还当有理想和能力创造一个新的世界。而这，就非需要有一些深刻的政治见解不可。如果说从事革命者当有"马上得天下"的能力，那么

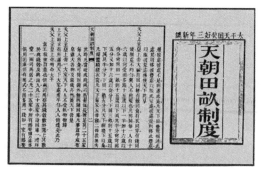

《天朝田亩制度》

守成者则当是能"下马治天下"的人才。太炎的难能，在于他既是位高举革命大旗的健将，又是位对政治有独特心得的思想者，这是一般人所难以兼长的。

章太炎以一代宗师的见识学养参与革命政治，又遭逢家国天下的潮流巨变，终其一生，发展出一套独特的政治思想。这些政治思想曾经对他的时代和同胞产生过巨大的影响，而许多独到的见解，仍然有资于我们今天对许多问题的反思。

可是我们得注意，太炎虽然深明中国语言文字，曾自称"文章天下第一"，实际上他讨论政治理论的许多文章，却常有含混不清的毛病。太炎自己虽然是大学者，然而论及政治议题，他大多紧扣实际问题而谈，并无意作完整精细的学理讨论。所以我们在分析太炎政治思想时，必须理解他发论的历史背景，知道他何所至，又何所止；再者，太炎所面对的许多政治议题，乃是古今巨变中凸显出来的新问题，而他自己应对的武器，又是熔铸中西的新方法，在理解新问题使用新方法的时候，就难免发生偏差。有时候他用的某个流行词，并不指流行的含义，而他看似讨论同一话题的文章，又实际上意思各殊，不能一概而论。我们今日理解太炎的政治思想，必须认真区分理解他文本背后的真正所指，切不可望文生义，随意归纳。

此前的学界对这方面研究较多，我们这里不拟全部介绍，而只就我们学有心得的部分来做一番探讨，希望对读者能有所启发。

第一节　谈谈革命

自太炎没后以至于今，"革命家"是最常被贴在太炎身上的标签。所以，在讨论太炎的政治思想之前，我们得先"谈谈革命"。

"革命"首先是一种"话语"。二千多年前，《周易》里讲到前代王者的嬗代，说道："汤武革命，顺乎天而应乎人。"这"革命"二字，原是我国经典上的古话，然而时殊事异，到了太炎生

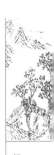

活的时代，"革命"在巨变之中，又有了新的意涵。我们不妨把现代史上关于"革命"最有名的这段史料抄在下面，此乃"革命"二字之由来：

> 在清季乙未（清光绪二十一年）年兴中会失败以前，中国革命党人向未采用"革命"二字为名称。从太平天国以至兴中会，党人均沿用"造反"或"起义""光复"等名词。及乙未九月兴中会在广州失败，孙总理、陈少白、郑弼臣三人自香港东渡日本，舟过神户时，三人登岸购得日本报纸，中有新闻一则，题曰"支那革命党首领孙逸仙抵日"。总理语少白曰："革命"二字出于《易经》"汤武革命，顺乎天而应乎人"一语，日人称吾党为革命党，意义甚佳，吾党以后即称革命党可也。按日人初译英文 Revolution 为"革命"，但揆诸《易》所谓"汤武革命"之本义，原指政治变革而言，故曰革其王命，又曰王者易姓曰革命。自译名既定，于是关于政治上或社会上之大变革，咸通称曰革命。今国人遂亦沿用之。①

孙中山这段故事，20 世纪以来就有许多学者考证，到头来发现大约并没有这么一件事。然则"革命"这中国古语由日文赋予新义，返传回神州大地，并引起一百多年的大风潮，盖为不争的事实。与这班"革命党"及其后代相比，章太炎的"革命"理论与要求具体的多，他并没有这种"主义"式的"革命"理念。从广义的后世"革命"意义——"革命即进步"——来看，章太炎并不"革命"，后面我们介绍到他的哲学思想时可以发现，他实在是个"反革命"；即使从狭义的"革命"——"政治变革"——来看，章太炎的民族主义也不怎么"革命"，他抱持的主张，具体

---

① 冯自由著：《革命逸史》，金城出版社，2014，第 15 页。

说乃是"排满光复",比照上面冯自由所写的故事来说,还要回退了一步。他自己在很多地方都说得很清楚:

> 古之所谓革命者,其义将何所至耶?岂不曰天命无常,五德代起,质文相变,礼时为大耶?夫如是,则改正朔、易服色、异官号、变旗识,足以尽革命之能事矣。名不必期于背古,而实不可不务其惬心。吾所谓革命者,非革命也,曰光复也,光复中国之种族也,光复中国之州郡也,光复中国之政权也。以此光复之实,而被以革命之名。①

论述问题窄而精,未必使太炎的"排满光复"意义失色,相反,倒使其更加纯粹。太炎"排满光复"的基础纯粹是一种"民族主义",而并不是宽泛的"革命主义",这是我们必须注意的。虽然太炎在正式的文章里十分注意区分"革命"与"排满光复",可是思想文章是思想文章,日常政治生活又大不同,如我们前文所讲,太炎写文章和演说,大量使用的,乃皆是"革命"的旗号了。

区别于一般的"反抗"或"造反","革命"在中国政治语境中乃是个带有道德正当性的大词,这不仅标志着新政权取代旧政权,同时还暗示着有道者战胜了无道者——所谓"汤武革命",失败者必得是桀纣不可。而革命者如果是商汤周武一流人物,那么就不可不讲求道德。且不必讲古,就说说与太炎同时的革命者中,宋教仁就对宋明理学有浓郁的兴趣,日记中可见,他对王阳明《传习录》、吕坤《呻吟语》、黄宗羲《明儒学案》等书都有认真地阅读,并且颇有摘抄,正是"破山中贼易,破心中贼难"② 的意

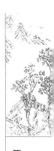

87

---

① 《革命道德说》,《太炎文录初编》,第284页。

② 《宋教仁日记》"开国纪元四千六百零四年二月二十六日"(1906年3月20日)日记引王阳明语。

思。此外他对泰西历史伟人的名言也有会心，多加玩味抄录。——"凡古昔圣贤之学说，英雄豪杰之行事，皆当取法之，如王阳明之致知，刘蕺山之慎独，程明道之主敬，以及华盛顿之克己自治，拿破仑之刻苦精励，玛志尼之至诚，西乡隆盛之不欺，皆吾人所当服膺者也"[①]，这乃是当时革命者提高自我修养的方法。至二十世纪的中国革命，革命者不仅以圣贤自许，更生出一种断灭私人情感的气质，并从而影响了历史的走向，其间的流变与是非就不是本书所能讨论的了。

我们前文提到，"苏报案"出狱后太炎东渡日本，在东京发表了一通著名的演说，里面提到对当时革命党排满光复策略的建议，"第一，是用宗教发起信心，增进国民的道德；第二是用国粹激动种性，增进爱国的热肠。"这两项在太炎个人的革命活动中占有很大地位。第二项提倡国粹是要人们爱惜汉种的历史，太炎举出三条，道是：语言文字、典章制度、人物事迹。——这话头我们先按下不表，留待下章。

现在我们单论这"宗教发起信心，增进国民的道德"。

余一泓在《章太炎后期思想二题》[②] 一文中说：

> 下有益于生命道德中的生民，指的不是周秦汉魏之民，而是当时风气沦丧，连良知都不足据为药石的"生民"。"良知"不是完全不可说，而是要用新"宗教"的力量化去当时人"私德"中的种种恶德，不然"良知"只能被顺服恶政的圆滑之辈利用。此时的太炎认为，佛教不仅上达之理最真，由上彻下的道德陶铸之力也最雄，故太炎以佛教而非孔老、程朱之教为新宗教之本。

---

① 《宋教仁日记》"开国纪元四千六百零四年二月十四日"（1906 年 3 月 8 日）日记。

② 余一泓：《章太炎后期思想二题》，《诗书画》第 24 期。

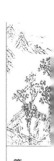

我们对此见解表示认同，并愿意再从其他角度略作说明：

当时的太炎已经服膺了佛法，很快他就在《民报》上发表了一篇《建立宗教论》，正是衍这"宗教发起信心"的意思。这文章写得颇具学术气味，一般人恐怕不容易懂。而其中提及宗教的社会价值，有几句话则是人人都能懂的。

其中说，宗教"要以上不失真，下有益于生民之道德为其准的。"① ——要"有益于生民之道德"。诚然，太炎指出宗教应该解答至大的道，但教化民众虽为"余绪"，也还是宗教的重要作用之一，"世间道德，率由宗教引生"②，这也正暗暗启了他"真俗之际"的学术路向。对于宗教的价值，太炎说这能够去畏死心、去拜金心、去奴隶心、去退屈心、去德色心，以专职的宗教人士，而做出人间至高的道德表率，这相当程度上恐怕正是太炎的自我推重吧。

没多久，太炎又写了好些篇这样的文字，都刊发在《民报》上。如《人无我论》《无神论》等还是抽象的哲学分析；至《大乘佛教缘起考》《辨大乘起信论之真伪》《龙树菩萨生灭年月考》这几篇，就一派佛教徒而兼考据家的气味，引发了当时不少人的不满，认为太炎把《民报》改成了"佛报"。这话当然不错，太炎用佛学研究促进革命，实在显得迂远些；而一般的革命者也没有能力真正读懂这些问题，自然对此很为不满。但我们应该知道，太炎这番"宗教发起信心"，实在是出于对革命道德的热切关注，问题本身并不迂远，只是太炎以学术化辨析的方式来展开，效果就显得低下；倘若不摆学问家的架子，全走那宣传推销的路线，后世自有成功的案例在也。

我们再来说如何"增进国民的道德"。

太炎有一篇文章叫作《革命道德说》，他在文中提出一个重要

89

① 《建立宗教论》，《太炎文录初编》，第429页。
② 《建立宗教论》，《太炎文录初编》，第440页。

观点：道德衰亡才是中国亡国灭种的根本原因。而在这政府法律未成的乱世从事革命，人人皆不道德，唯有道德的人才能获胜。他希望的道德有四条，是"知耻"、"重厚"（朴素敦厚之意）、"耿介"（坚守正直之意）、"必信"（诚信重诺之意）的特性。太炎对这些品质的欣赏是一贯的，而从戊戌到庚子的种种所谓"新党"的丑陋样子，更是促使他产生出这样对性情气质和行为准则的重视。

我们这里想要指出的是，我国"道德"一词意思万千，如果我们稍微用些西方哲学的概念观察，太炎所说的"道德"并不是"伦理道德"（morality），而更近于"性情气质""行为准则"（ethics）的意思。这很好理解，宋朝和明朝亡国、清末变法失败，哪能和老百姓缺不缺德扯上关系呢？而真正做事的人性情气质和行为准则的优劣，亦即能不能任事，倒是太炎从来重视的。太炎讨论的这种"道德"虽然说是对国民而言，其实上却并不是一般大众出发，像《革命道德说》里的例子全是当朝大臣、开国元勋那样的大人物，而太炎想要增进道德的愚夫愚妇，压根也看不懂他的文章。从这个角度说，太炎所谓"增进国民道德"，很大程度上是对革命团体成员的要求，而不能被混同为一般的"道德哲学"或者"个人主义"——受限于时代的特殊性，太炎的许多政治议论都有这样的特点，也许当时的读者也不能真正了解，但这是今日我们不该理解错位的。

第二节　太炎的民族主义思想

在章太炎所有革命思想之中，民族主义思想可说是发展构建得最完善的部分，而在近现代历史中影响最巨。以我们看，论太炎之民族主义思想，其大端有二：一曰鼓吹排满光复，二曰反对帝国主义。

先说太炎的鼓吹排满光复。

二十世纪是民族主义的时代，这影响直到当下还不稍息，在社会上依然以各种形式表现着。

照我们前面说，太炎少年时代即萌发民族思想，然而后来自己也承认那是并没有什么学理。太炎一直抱持"驱除满洲"的信念，可是为什么要驱除？驱除哪一部分？怎样驱除？这些当时人们普遍抱有的问题，则是太炎后来慢慢研究出来的了。纵观太炎排满光复的理论，实乃变动发展，倘征之于文章，盖初见于庚子之际所刊《訄书》；至"苏报案"前大为进展，发为《驳康有为论革命书》等文章；至东渡日本主笔《民报》，与各方势力论战，论述乃更臻细致完熟——此则太炎"排满光复"理论之大体。

太炎排满理论的第一基础是"区别种族"，这也是他继承晚明学者的反思成果较早发展出来的思想。在太炎《訄书》的多次集结中，《原人》《原变》《序种姓上下》等关于区别种族的文章自作后始终得以保留，更冠在定论之作《检论》的篇首。我们甚或可说，"区别种族"是太炎政治思想的根本基础之一。"民族"是中国古来所有的词汇，但是与近现代文化政治意义上的"民族"（nation，volk）不同，古文的"民族"一般取"民人之族"的意义，指的是百姓人民的宗族或亲族。近代的"民族"观念到底是从中国传到日本，还是日本传到中国，可说是一笔糊涂账，学者尚未算清，我们这里也不必详究；然而以民族对应 nation、volk，应该来自日本翻译的西学著作。

早在《訄书》初刻本中，太炎就提出了分辨种族"文野"的议题。他采用自然进化论的观点提出，人是由进化而来的，因进化的早晚，而有种族的"文野"之分。他说道："化有蚤晚而部族殊，性有文犷而戎夏殊。"①

"文"与"野"的分别，大约似乎可以理解成"文明"与

---

① 《原人》，《訄书（初刻本）》，第165页。

"野蛮"的对立，但实际上，这区隔要严格得多。太炎翻出上古时代的传统观念，提出戎狄之族，甚至不能称为"人"："种姓非文，九遽不曰人，种性文，虽以罪辜磔，亦人。"① 在这个意义上，"文野"的分别，也被他叫作"民兽"的"秩叙"——毫无文化的民族，自然是动物本能（或"兽性"）压倒人性，是很不足道的。太炎同时把种族"文野"之分推广，言其为世界上的普遍现象，在亚洲与欧美皆有，欧美的文明人，是跨越大洋的另一种"中国"，而欧美的世界里，同样有"戎狄"野蛮之祸的产生（即所谓之"生蕃"）。

太炎提出，民族主义是人类心理上的良知良能："民族主义，自太古原人之世，其根性固已潜在，远至今日，乃始发达，此生民之良知本能也。"② 因此在政治上，分别种族背后的核心价值，乃是自然而然地要求"同族自治"，故而由异族宰治的政府，根本就不合法。由此而言，则夷狄入住中国，文野颠倒，乃是"其种类不足民，其酋豪不足君"③——这一语之下，就痛快否定了满洲政权的合法性；然而欧美人虽然同是文明民族，同样不可以入握中国符玺，因为"其贵同，其部族不同"④——这又是太炎反对帝国主义的理论基础。

区隔种族，同族自治，这在明末的王船山就提出过——王夫之认为，地理环境之不同引发出人类种族之不同，而人类种族之不同则导致文化发展之不同。因此，王夫之不再认同传统以文化为标准的"夷人夏则夏，夏人夷则夷"观念，而特别地指出需要严格地辨析人类种族，要贵华夏而贱夷狄。

以种族血统作为民族区分的根据，这是章太炎同于王夫之的地方。而结合《天演论》等的西方思想、联系当时的世界图景，

---

① 《原人》，《訄书（初刻本）》，第 167 页。
② 《驳康有为论革命书》，《太炎文录初编》，第 176 页。
③ 《原人》，《訄书（初刻本）》，第 166 页。
④ 《原人》，《訄书（初刻本）》，第 168 页。

将欧美同样纳入区隔种族的考虑，并将种族异同之义推广为更为普遍的民族主义，却是太炎在新时代的新意。怎样区分不同的种族呢？太炎提出，当以"历史民族"为标准，而并不以最远初的部落判断。所谓"故今世种同者，古或异；种异者，古或同。要以有史为限断，则谓之历史民族，非其本始然也。"①

以历史记载为界，不考虑史前时代人种演化的问题，乃是一种斩截的断限。太炎强调"历史民族"，未必是想专门建立区别民族的学理，而在于强调，民族的殊异是不能因为政治强权盗居中国治权或者传世长久而忽略的，而建立在文野民族差异之上的君臣之义，压根儿是假的，根本不能成立。这可说是对清末康梁一派的保皇党维护清廷法统的大反击，也继承了自己当年《客帝匡谬》的观点。清朝降服中国，很大程度上是汉民未能组织起有力的反抗，而不得不接受的一既成事实，并没有什么真正的政治合法性。

我们说，"民族主义"这词虽然是晚近外国传来的"新"，而太炎一代学者发展的"民族主义"，又实实在在地"旧"。

这乃是说，我国近代的民族主义和我国传统关系极为密切，而具有自己明显的特点。近现代"民族主义"及其相关政治哲学本是由西欧兴起的，而与欧洲的自由主义、个人主义紧密相关。举例来说，先乎太炎的德国大哲学家黑格尔（G. W. F. Hegel，1770—1831）生活约当清朝的乾隆、嘉庆、道光年代，他就在其大著《法哲学原理》里提到，民族国家的建立是为了保障个人追求康乐的权利。太炎的民族主义并非从权利哲学出发，但也在这个层面谈及，排满光复的意义在于恢复汉人被满洲强权压抑的人权，这在他的《复仇是非论》中就颇有阐述。关于"民族国家"的问题，待我们后文详论，然而不同于黑格尔的哲学考察，太炎的"排满光复"，却自有棘手的传统需要清理。

---

① 《序种姓上》，《訄书（初刻本）》，第169页。

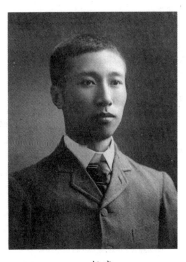

杨度

这就是我国传统的"夷夏之辨"。"夷夏之辨"既为明末儒者利用提出种族的区别，为太炎导夫先路，同时也留下许多问题。光绪三十三年（1907），保皇派湖南人杨度发表了《金铁主义说》，系统论述反对排满的理论。杨度此论持一种"文化决定论"态度，认为中国人自古唯有世界观念，而无国家观念，所谓"中华"，乃是文化上的概念——当时许多人像梁启超都有此种理解；杨度并且引述《春秋》大义，认为"中国"可以退为"夷狄"，"夷狄"可以进为"中国"，这进退专以礼教文化为衡量，然则区分满汉种族意义也就不大了。是文一出，太炎立马在《民报》登出一篇大文章作为回应，叫作《中华民国解》——后人一般认为，这篇雄文也是中华民国国号的主要来源之一。

在这篇文章中，太炎认为"华"为国名，"夏"为族名，后又称为"汉"，而"华""夏""汉"三义互摄，所谓"中华"从很早开始，就是种族血统、政权建立、文化创造三位一体的了。太炎提出，"文化相同自同一血统而起"，必以此为主体，才能同化异族，像满洲人压根没有融入"中华"；至于"春秋大义"，太炎精于《左传》之学，自然有发言权，他指出《春秋》大义只有贬诸夏同于夷狄的，却并没有进夷狄以同于诸夏的。

照我们看，这篇大文章在排满光复理论建设上的意义，乃在于确立"中华"的实体性：中国与中华民族早已经混同而有自己的疆界了。而以早已自我建立的"中华"和满族的"同化"关系进行论述，这是一种"大一统"的论述策略，客观上又避免了所谓"多族群共聚"的政治难题。不唯如此，我们须知，今日习以

94

为常的"汉族""中华民族"等词汇及其观念，不是自来就有的，其实是很晚近才确立的概念。据学者考订，现代中国史学中较早使用"汉族"的，是梁启超在光绪二十七年（1901）所作的《中国史叙论》。正是这关于"排满"的讨论，引发起太炎一代学者对于"中华"的反思和清理，从这个角度说，清末这一场大论战未尝不是再造了"中华民族"。

这里值得一提的是太炎研究民族问题所用的独特方法：一曰近代西方体质人类学的方法，二曰语言与历史分析的方法，三曰谱牒姓氏研究的方法。所谓体质人类学，是人类学早期的一个流派，主要研究人类形体与种类的区别。后来文化人类学兴起，所谓的"体质人类学"因为学理粗糙而涉嫌种族歧视，遂渐渐没落，很少被主流学界提及了。太炎在著作中把地球上的人种分为黄、白、黑、赤、流黄五种，这大约是借鉴了德国人类学家布卢门巴赫（Johann. F. Blumenbach，1752—1840）的提法，五种颜色的人种分别对应蒙古人种、高加索人种、尼格罗人种、印第安人种、马来人种。此之谓近代人类学之法；以训诂之学考察民族名号，望名而推其历史，从而区别其同异，比如对苗族、羌族来源的研究，是太炎继承自传统和自己学养的独特方法。今天看似乎缺乏信实的基础，但确实是历史研究中的一种手段，此之谓语言与历史分析之法。后来，太炎在《清建国别记》中也用了这类似的办法展开研究，然而训诂虽然高明，却是用汉语揣测满语，从而出现些错误。考察各个姓氏的历史起源与流变，以梳理姓族的方式来宣言民族主义，太炎引用王夫之《黄书》里的话将用意一语道破："圣人先号万姓，而示以独贵。保其所贵，匡其终乱，施于子孙，须于后圣：可禅、可继、可革，而不可使异类间之。"[1] 早在顾炎武作《日知录》就有《姓氏篇》，已经肇其此意，而太炎的《序种姓》上下两篇，可说是对此的继承发扬。太炎的谱牒姓氏分

---

[1] 《序种姓上》，《訄书（初刻本）》，第 171 页。

析专门倚重《世本》和《尧典》，并且参合西方历史。这里面特别有趣的是，在《訄书（初刻本）》的《序种姓上》中，太炎抱持中国民族西来的见解，将西方与中国古代的民族与历史人物进行大胆联想，比如将阿卡德帝国的萨尔贡（Sargon，太炎写作萨尔宫）大帝联想成我国上古的神农氏，并且提到 Sargon 的读音和"神农"正相符合——这些"疯狂"的见解在《訄书（重订本）》中基本还都保留着，不过到了《检论》里，这些联想就大为芟落了，似也可以看出太炎学问的变迁。——此之谓谱牒姓氏研究的方法。

太炎这些民族研究的方法，今天看起来似乎是不大"科学"乃至于荒诞不经，有些上下东西乱猜的感觉。但我们前章已经提及，倘若抓住太炎思想学术中"旧学新知"与"通人之学"两个主要特点，我们就不难对此理解了。抓住"旧学新知"，则知道太炎虽读过些西学的书，但终究是位传统学术的研究大家，难免对新思想新方法的理解有些不到位的地方；抓住"通人之学"，便应该理解所谓"通人"并非要在每行都成为专家，只是专攻几个领域，而得到一种员通的世界观和方法论，在面对新问题的时候，其"前理解"自然会引着"通人"得出这样一种体会。通人在进入新领域的时候，自然有其迅捷高妙的地方，乃一般所谓"专家"之不及；然而终于难免有一些思维的局限性，这就是"通人之弊"了。可见，即使是大师的看家绝活，使用起来也要注意效用限度，避免过度滥用方是。

在这样的理论屋檐之下，太炎将自己从青年时代开始对满洲政府的分析与批判都融摄进来，对当时各种维护清廷的议论展开猛烈攻击。

太炎非常明确地指出，满族贵族压根没有同化于中华民族，因为满族贵族政府是凌驾于治下民族之上的。客观地说，这点在清末新政的历史进程中也真是展露无遗，满族贵族的特权实在令忠于清政府的汉族名臣都齿冷，更何况一般不得志的知识阶层和升斗小民。在太炎说这话后几十年，抗日战争期间，史学大师钱穆撰写了他那部著名的《国史大纲》，毫不客气地称清朝统治是"狭义的部族政权"，盖兼有取以影射日寇侵华的意味。这论断未免有些"非学术"的因素在里面，但也部分地反映出汉族知识人对清廷不公平民族政策的否定态度。

太炎说论民族同化说：

> 所以容异族之同化者，以其主权在我，而足以翕受彼也。满洲之同化，非以我抚治而得之，乃以陵轹颠覆我而得之。①

这意思是，汉族对外民族持一种包容的态度，但这前提是汉族自己有主体性和主权，而愿意接纳新的血液。被侵略颠覆之后的所谓包容是虚假的，两者的差别就好像因爱情结婚与盗贼抢婚那么大。后者虽然看上去也是"同化"，但是强迫的，故而必目之为仇寇不可。

至于太炎排满光复的方针，实际相当理性正大。他说"排满"乃是排其皇室，排其官吏，排其士卒，却并不是排除一切满族人。只因为今之政府为满洲所窃据，所以以"排满"为简明的号召。（说详其《排满平议》）而"光复"呢，则要光复中国的种族，光复中国的州郡，光复中国的政权也。又以"光复"的实际，戴了"革命"的名称。

我们前文说到，太炎在生活里，演讲的时候大呼要杀满人，与人论战风樯阵马，满身的豪气与狂气，可是主张落到文章笔头上，那即是千古大事，自然持论就平正而有理的多了。到了辛亥革命成功，太炎马上电告留日满族人，满洲政府既倒，绝无屠杀满人之意。在论战中打磨出来的观点未必趋于极端，而言文之间的差别，又可见太炎可爱的书生本色了。

---

① 《中华民国解》，《太炎文录初编》，第261页。

我们再来说说太炎的反对帝国主义。

对于民族主义的意义，太炎提出民族主义不惟自然而正当，更加是当世的急务。他在《驳康有为论革命书》里针对康有为虚玄的大同理论说道："长素固言大同公理，非今日即可全行。然则今日固为民族主义之时代。"① 在《排满平议》里也提出："诚欲普度众生，令一切得平等自由者，言无政府主义不如言无生主义也。转而向下为中国应急之方，言无政府主义不如言民族主义。"②

早在戊戌前后文名初震的时候，太炎即开始讨论反帝国主义的问题。反帝国主义可以说和排满光复一体两面，都是太炎民族主义思想的核心。论太炎反帝国主义的思想，有其易见者，有其不易见者。易见者，乃政治上的反帝国主义，不易见者，则为文化价值上的反帝国主义。

太炎政治上的反帝国主义根源于排满光复中的种族理论，不同的种族不能相互宰治，在满洲如此，在白人也如此。更进一步，排满乃是抵抗强权，然则凡是强权，都应抵抗："夫排满洲即排强种，排清主即排王权矣……今之强种孰如白人？今之王权孰如独逸帝（引者按——即立宪的虚君）？……循是以推，强种之白人非不当为黑人赤人驱之也，王权之独逸帝非不当为世界生民废之也。"③ 太炎对于帝国主义侵略的种种形式看得亦十分清楚，在《訄书·忧教》篇他早就提到西人以基督教进行侵略的阴谋。他还非常重视联合其他民族，中年以后大量研究印度历史与文化，思考中印民族联合和印度中兴的办法。有些话语，在今天来看实在也并没有过时的。

然而所谓反帝国主义，又不止于此。

帝国主义的名词，后世的学者常常顺手拿来，不经考虑。其

---

① 《太炎文录初编》，第 177 页。

② 《太炎文录初编》，第 269 页。

③ 《复仇是非论》，《太炎文录初编》，第 282 页。

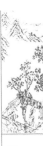

实，帝国主义不只是政治军事上的殖民压迫或者资本主义经济上的垄断，帝国主义更是一种价值观。作为价值观的帝国主义，才更强大、更凶恶。将中西差异视为文明与野蛮的分别，是在太炎时代一早就有了的。这不唯是西方人的傲慢，更叫不少中国人（不论当时还是现在皆然）乐于信服——这正是文化帝国主义的厉害所在。

所谓帝国主义的厉害，不仅在于强权的战胜弱权，而在于只有一套"公理"、一套"秩序"，只要落入了彀中，就逃不出如来佛的手掌心。灯塔之前，颇有些中国人认为，中国非成为世界第一不可，否则——哪怕只是第二名——也是低人一等。这份勇于上进的心自然是好的，然而竟为此忽略了自己的价值，实在是落入帝国主义思想的牢笼了。一入牢笼，也就再难客观持平地认识自己的优长与缺陷，乃至生出一些空洞无用的虚无主义来。

太炎借助佛学与《齐物论》建立起自己的哲学系统，对平等的思考和追求，乃是他个人思想的核心。我们前文试着勾勒太炎的人格与风格也提到，反对与批判是他的思维习惯，这两样加在一起，就是对文化帝国主义最有力的批判武器。太炎写过一篇文章《四惑论》，当头就批判当时被认为神圣的"公理"，其实无非是给强权找的遮羞布，他说："以众暴寡，甚于以强凌弱。而公理之惨刻少恩，尤过于天理。"①"惨刻少恩"，在我国传统向来是形容暴君酷吏的话。太炎毫不客气地指出，专制帝王一人之力，即使残酷无道，却毕竟害的人有限，也有赢得多数人同情的反抗机会。而如果前面加上了"公理"这样的大帽子，那么波及的受害者会更广泛、所受的苦会更酷烈、而申冤的机会则更微薄。太炎特别说，今天的"公理"乃至过去的所谓"天理"，是借着所谓的"公众""社会"，来彻底抹杀个人的主体价值。一旦这想法深入人心，那么"公理"就可以理直气壮地压迫个人。暴君酷吏，人们

---

① 《太炎文录初编》，第475页。

知道反对；但面对"公理"害人，人们反而拥护——以我们看，这实在是"礼教吃人"的进化版，而太炎那种深刻与偏激，倒与《狂人日记》也有些神似之处。

他同样批判"以进化为主义"，极大地抹杀人的自由。他说："盖文明即时尚之异名，崇拜文明，即趋时之别语……然则趋步文明与高髻细要之见，相去有几？诚欲辨别是非者，当取文明野蛮之名词而废绝之。"① ——"文明即时尚之异名"，这话也说得颇痛快，以我们看隐含了不少重要信息：帝国主义的所谓"文明"只是一种虚伪的"时尚"，这时节流行这风潮，所以叫"文明"，其他的则为"野蛮"；过些日子流行另一阵风潮，则"野蛮"乃成为"文明"，"文明"反变为"野蛮"。其间变化，乃是一种强权在作祟，没有什么学理可讲的。

以上是从反对普遍价值的角度反对帝国主义，另一面则是坚持文化个性，这两者自然是相辅相成的。只有一个"普遍价值"，那么个性也就毫无价值；也正是有了那些值得珍视宝贵的特殊文化个性，"普遍价值"的可笑才得以凸显。光绪三十四年（1908），巴黎留学生出版杂志《新世纪》，提倡废除汉字，采用欧洲的万国新语，亦即世界语（Esporanto）。太炎继承乾嘉的小学而起家，中国的语言文字正是太炎最宝贝的文化遗产，太炎于是作一篇《驳中国用万国新语说》起来反击，他说道："风律不同，视五土之宜，以分其刚柔侈敛。是故吹万不同，使其自已，前者唱喁，后者唱于，虽大巧莫能齐也。"② 这段话借着《齐物论》的语言，却并不是谈平等，而是张扬个性不同的意义。

当代一些欧美学者在研究章太炎时，习惯将太炎这类言论归纳为"保守主义"或者"反现代性"，照我们看未免粗鲁幼稚，其实反帝国主义才是太炎政治与文化思想上的主要立场。而正是作

① 《复仇是非论》，《太炎文录初编》，第281页。
② 《太炎文录初编》，第353页。

为反帝国主义者，太炎思想也才更加光彩熠熠，价值恒久。

太炎的这套反帝国主义思想，与他的哲学思想实在是互相呼应的。下一章我们介绍《齐物论释》的时候，还将做一番讨论。

第三节　平等·虚无

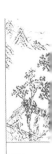

前文谈到，太炎在社会风俗上强调"道德"，而在政治治理上，则独重"法度"。太炎自早年起就倾向法家，在诂经精舍，他读了很多先秦法家的书，反映在《訄书》里的很多篇目里。同西方近现代的法学研究不同，应当说，太炎对法的理解，是从他的诸子学和史学研究所得来的。

一种优良的政治治理理想是什么样的呢？太炎称之为"政平"，简单说就是法律面前人人平等。这里涉及一个有意思的问题，凡讨论政治学，总得从一个基本的价值观出发：明白为了什么样的目的，才好判断要或者不要某种政治。比方说英国有名的政治学家约翰·穆勒（J. S. Mill，1806—1873），在他的哲学中，讨论政治正义的出发点是要增进社会大众的幸福，这就是古典功利主义的基本价值观。那么太炎政治上的基本价值观是什么呢？那就是：一切以保护平民为目的。这是相当独特的。在《五朝法律索隐》中，太炎考察梳理我国中古时代法律中的优良品质，特别表彰传统法律中保护平民的精神："五朝之法，信美者有数端：一曰重生命，二曰恤无告，三曰平吏民，四曰抑富人。""俞皆议士诸律，徒有拥护政府者，未有拥护货殖民者。"

在考虑政治制度时，太炎认为最好应该废除国家，不得已退而求其次，"凡政体稍优者，特能拥护吏民，为之兴利，愈于专制所为耳。"[1] 这是说，关于选择政体的考量，还是要从拥护平民的目的出发。这种保护平民的目的，根据即是他哲学上的齐物平等

---

① 《官制索隐》，《太炎文录初编》，第82页。

观念，我们后面在他的哲学思想部分将进一步讨论。

讨论到平等的问题，我们一般读者自然容易想起民主与专制之类政治制度的比较，然而太炎别出新意地指出，真能保障平等的其实是严格的法治。君主专制如能严格遵守法治，比法治失败的民主制度更能保护平民，而达到"政平"的理想。这例子，正是伟大的秦始皇。秦始皇固然是高高在上的独裁者，但是凌驾于一般庶民之上的只有皇帝一人而已，其余皇帝以下万民一律，法治严格，赏罚分明，政治反而能相对清平。太炎非常犀利地指出，君主专制不是最坏的不平等，阶级的分化才是最坏的不平等。统治阶级起于贵族的，则好分别等级高下，起于草莽的，则容易不守法度。秦朝灭亡，并不是法治的失败。

太炎论述不平等，和他排满光复中批评满洲贵族压迫汉族的论述策略，可以说是相通的。如果想起我们上一节介绍的太炎对"公理"的痛骂，便可看出这见解同时还有着更深邃的悲慨。诚然，这种对法律和不平等的认识自然有偏颇，但是比同时代许多盲目崇拜西方制度的人要高明多了。

对秦朝法度的讨论在我国历史上并不新鲜，但是太炎的秦政讨论却自有其时代意义。一方面他反击了当时人们盲目的西方制度崇拜，另一方面也非常直接地指出了晚清政治中的问题。在满汉矛盾和帝国主义压迫之外，传统政治里实际政治运行中的法治失效，或许才是更基本的政治顽疾。太炎在《与马良书》中说道："今日之专制，直刑罚不中为害。"① 这个顽疾，我们也确实在太炎及其之后的时代里反复观察到。

对于法治的执行，太炎认为必须依靠匠人一般的职业官吏。在《非黄》中，他批评黄宗羲（1610—1695）以学校议论监督制衡政治的建议。他并且提出，技巧之官与师儒之位，悉宜与政长分。这类思想有些近于司法独立的意味了。

① 《章太炎书信集》，第191页。

因为重视法治的缘故，太炎没后，就常常被后人称为"法家"。

接着这样的重法思想，太炎针对当时人们对西方和我国传统政治体制的反思，又提出了自己独特的理论：反对代议制。正如前引那封他给马良（相伯）的书信，后面立刻跟着一句"立宪代议，将一切使民论于幽谷"，这话说的是很重的。

我们谈太炎的人格与风格时曾经提到，他有一种从批判反对角度出发的思维习惯，这种反对者的姿态，在他自己独特的政治论说上体现得最明显。简单来说，当晚清时代西学输入，西方的政治制度与政治观念颇被一般中国知识分子所好尚，太炎不爱跟风，对此力作批判。太炎这种对西方近现代政治制度和政治观念的批判，被如今一些西方的学者一股脑贴上"反现代性"的标签，照我们看，未免是一种以中西为古今的自大了。西方近现代发展出来的政治制度有其"时代性"，或者说"摩登性"，但是政治制度上的所谓"现代"，却并不一定对世界上什么地方都是"进步的"、合适的。甚至，所谓"现代"也不过是仅适合西方当下状态的一种权宜之计，未见得算是什么灵丹妙药。

太炎正是如此观点。太炎毫不认为代议制政体是"现代的"，相反，他认为西欧代议制反倒是远古封建社会的落后遗产。值得一提的是，这里的"封建"，是我国三代时候封邦国、建诸侯的意思，并不是后来马克思主义史观指的"封建社会"。封建的特性是什么？太炎认为就是阶级悬殊而不平等。他说："去封建远者，民皆平等；去

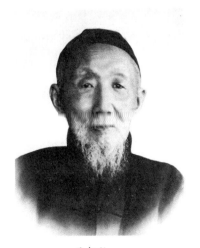

马相伯

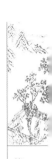

封建近者，民有贵族黎庶之分。"①

太炎指出，英国两院制有贵族政治的遗风，而日本模仿西欧的代议制成功，正因为日本变法之前同样处在封建时代。考察中国的历史，魏晋南北朝的门阀政治消去之后，中国早已经脱尽了上古封建的特色。中国名为专制，其实是放任，天高皇帝远，平民根本受不到政治力的管制。太炎这个观点，其实我们在孙中山的《三民主义》理论中也能看到相似的判断，此后历史学家钱穆也在《中国历代政治得失》中进一步做了宣讲。《三民主义》中提到，西方启蒙以来争取民主与自由，这自由一端，在中国没有争的必要，因为中国人本来也没有被西欧近代各种宗教和社会力量管制，和西欧人民比起来，本来就更自由。钱穆更明白斩截地说："若要讲平等，中国人最平等。若要讲自由，中国人也最自由。"

这也就是太炎说的"放任"。在这种自由放任而民皆平等的中国社会里，太炎认为压根没有施行代议制的必要。

太炎觉得专制政体在中国经过长期发展，已经十分发达，而是中国的长处了。与其笨拙地效法封建性的代议政治，还不如像秦始皇那样有一个在上独自秉权的王者。像上面重法治的思想中讨论的，专制而任法，同样可以治平，可以保护平民权利。这就又回到了太炎政治思想的核心，太炎批评代议制的根本，就在于认为它不但不能伸张平民权利，反而压制平民权利。

代议制为什么不能伸张平民权利呢？首先，选出能代表民意的代议士在当时中国就是个极大的问题。中国地方广大，人口众多，读书识字的又不多，倘若按照一定的数字比例选，选多了难以开会议事，更重要的是，一般参选人难以与有权有势的地方豪强竞争，最后很可能达不到代表民意的效果，而又成了"上品无寒门，下品无膏粱"的门阀政治。这类人聚集在一起，上抗政府，下欺细民，实在为祸剧烈，自然是违背太炎维护平民的根本政治

104

① 《代议然否论》，《太炎文录初编》，第311页。

理想。

代议制的弊端更在于可能另外造就一个"代议士"组成的新阶级。这个阶级此前多是"富民"乃至"垄断者",他们一旦掌握议政的权力,虽然能够抑制政府,但更重要的是这阶级会进一步剥削平民,他们又成了官僚阶级的变相,权钱集于一身,法律的公平、人民的福祉就更不可能企及了。

当然,代议选举也有很多技术问题,比如选举份额怎么分配,比如选举成本会不会过大,如此等等。若政府果有意为善治,当能对太炎这些担忧预为防范,而形成一套良好的政治制度。我们今天回望太炎对代议制的批判,可以感到他对西式政治的理解未必深入,但是他提出的问题对于当时的中国来说,都是真问题。更重要的是,他提出:"共和之名不足多,专制之名不足讳,任他人与之称号耳。"这表明他对待政治的研究态度,而毫不被虚名和潮流裹挟。一般的学者和政治家,是绝没有太炎这样的勇气的。

前文我们谈到太炎发展民族主义的种种思想,可是与激烈高昂的民族主义斗争相反,太炎对国家和社会也充满着悲观的反思。某种程度上,他乃是一个无政府主义者。

太炎的无政府主义,和一般受西方思潮影响而产生的无政府主义还不同,是太炎根据自己的佛学哲学世界观所建立推导出来的。前文说到,太炎考虑政治问题的出发点是保护平民,背景是他的齐物平等哲学,我们把这和穆勒的那种功利主义思想相比较,如果说增进社会幸福是一种"积极的"政治价值,那么保护平民就是一种相对"消极的"政治价值。随着太炎自己哲学的发展,太炎对待政治问题时消极、悲观的情态也同时滋长,并且直接冲击自己的民族主义思想。

光绪三十三年(1907),太炎在东京作了一篇名为《国家论》的论文,系统阐述他对国家意义的否定。他提出,国家无自性,是虚幻而非真的。所谓"自性",是佛学中的哲学概念,太炎解释

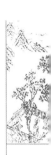

为"不可分析、绝无变异之物有之"①。凡世上的事物，有自性为真，无自性为幻。用自性来分析个体和团体，"众相组合，即各有其自性，非于此组合上别有自性"②。如此说来，国家就没有自性。不止如此，一切个人组成的团体都没有自性，"个体为真，团体为幻，一切皆然"③。

太炎虽然是借用佛学概念进行思辨，到底是一种形而上学的思维方式，也就是说，在眼见的现象之外，还有其本体。以佛学"真——幻"的哲学体系分析政治世相，决定了太炎看待政治问题时内心最深刻的悲观。

那么太炎自己所高扬的民族主义又如何呢？太炎补充说，国家虽然是虚幻的，但是却不妨碍人们可以爱国。因为人心所爱的，大半都是虚妄的，所以人们生出虚妄的爱念来，也是"无足怪"。况且爱国的观念，强国的国民秉持了容易侵略他国，在当时的世界，弱国的国民却不能不为了自己的生存和尊严不爱国。民族主义作为一种情感是虚妄，可是凭着这种情感，也要去匡扶正义，驱除强权，辅助弱小。倘若我们顺着太炎更问一步：情感和行动又是什么关系呢？有爱国家爱民族的情感，那么是不是必要去发扬到行动上呢？如果人心所爱大半是虚妄，那么人身所行又是不是虚妄呢？太炎未作讨论，他并不是完全的悲观主义者。

太炎并不那么天真，他知道在强盗世界，本来也是没什么道理好讲的。在《国家论》里，太炎提出国家是不得已而设立的。西方启蒙思想家认为政府是一种必然之恶，太炎有相近看法。他在《官制索隐》中说，政府对于人民，就好像干屎鸟粪滋养谷物一样。虽然干屎鸟粪能滋养谷物，可是到底是污秽恶臭的。即使是光复以后设立共和政府，那也是"不得以而为之也，非义所任、

---

① 《太炎文录初编》，第 484 页。
② 《太炎文录初编》，第 484 页。
③ 《太炎文录初编》，第 485 页。

情所迫也"①。然而国家虽然是不得以而发生，太炎也并不强求它一时消灭。他说："今之建国，由他国之外铄我耳。他国一日不解散，则吾国不得不牵帅以自存。"② 大凡人间的事，一时的大势如此，则存之亦宜也。

我们可见，太炎一方面风樯阵马地激昂民族主义，内心却深深怀疑、轻蔑此中的意义。他甚至自己说，国家既然不神圣，救国的举动自然就成了猥贱。后来他这种深刻的悲观又继续发展，他写了一篇《五无论》，不光是以无政府为理想，还要无聚落、无人类、无众生、无世界。这就很像庄老"大道废、有仁义"的气质。他的悲观发展之时，也正是他继续发展民族主义的时候，他一面怀着深刻的悲观，一面又继续实践。萧公权在《中国政治思想史》中总结太炎的政治思想是一种"深切沉痛而微妙之抗议"，这相当有见识。如果说鲁迅要为猛士"呐喊"，太炎则是一种"抗议"。

中国自由主义思想家殷海光在《中国文化的展望》里说过一番饶有趣味的话，让我们抄在下面，作本章的结尾：

　　中国近代和现代知识分子在近代和现代中国历史的舞台上，曾扮演着新时代催生者的重要角色。然而，曾几何时，面目全非，斯人憔悴！于今，一部分知识分子飘零海角天涯，一部分知识分子被穿上紧身夹克，一部分知识分子过着塞蹇凄凄的岁月。这足一幅秋木的景象。凉风起大末，草枯木黄，无边落叶纷纷下。只有三几片傲霜叶，高挂枝头，在寒风里颤抖，任漫步怀古的诗人悲吟！

　　中国知识分子是失落了！

---

① 《太炎文录初编》，第82页。
② 《国家论》，《太炎文录初编》，第492页。

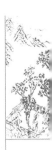

何以失落？①

……

实际的行动人物富于对付人的经验，头脑冷静，精于计算，且行动不为自己口里所标尚的主义所局限。狂热分子则沉醉于狂热之中。观念人物则执着于自己的观念，从观念的展望孔里延伸出对将来世界的美丽图像。这两种人因用心之不同，在"权力斗争"中常非行动人物的敌手。②

……

中国近几十年来，实际的行动人物和观念人物之间的悲欢离合有发人深省之处。在中国的历史和社会文化里，依前所述，根本就没有培养西方意义的"为知识而知识"的纯知识分子。小而言之，个人的名位利禄，大而言之，对国家、社会、伦教的责任感，都难使中国知识分子与现实政治绝缘。于这一关联上，中国知识分子享有比较特殊的社会地位，也往往遭受比较特殊的挫败。③

……

在观念人物之中，比较能放弃理想而自认为目的已达的人又变为辅治阶层，比较坚持原有理想而又天真的人慢慢滋生一种被诱拐（being betrayed）的感觉。当有别的机会时，这类的人可能投奔别的公司行号。第一流而又有独自思想的人，不是别立门户，就是遗世独立。④

……

当势利抬头时，真理一定远避。就一特定的情况而言，真正的观念人物是对付不了行动人物的。⑤

① 殷海光著：《中国文化的展望》，商务印书馆，2011，第 573 页。
② 殷海光著：《中国文化的展望》，商务印书馆，2011，第 575 页。
③ 殷海光著：《中国文化的展望》，商务印书馆，2011，第 575 页。
④ 殷海光著：《中国文化的展望》，商务印书馆，2011，第 576 页。
⑤ 殷海光著：《中国文化的展望》，商务印书馆，2011，第 578 页。

第三章
旧学殿军：作为学问家的章太炎

在前面的章节中，我们对章太炎的政治行迹与社会活动作了一番基本的概括，本章则从学术的角度来介绍太炎的成就。

关于太炎的盖棺论定，读者想必第一时间会想到鲁迅在《关于太炎先生二三事》中提出的"有学问的革命家"这一论述。与之类似的，同为太炎弟子的著名学者汤炳正把自己的老师看作一位"有革命业绩的学问家"。由于评价者的立场相异，两种评价的侧重有所不同，但共同点则是希望全面概括太炎的一生成就。但若仔细看来，革命业绩与学术工作实属两条脉络，虽有交集但本质上属于分途，用革命来形容学术（反之亦然），未免两伤。

或许不太为一般读者所熟知的是，陈平原在九十年代提出了"有思想的学问家"这一富有启发性的表述方式：脱去革命或政治的外衣，思想学问才是太炎的立命之本。我们认为，如果将陈氏的表述改换为"有学术的思想家"，将"学问家"看作同时在学术与思想都有建树的人，或许更适合本章的主旨。

太炎的学术、思想，均多独擅，允称双绝，难分轩轾。不过若是仔细剖析，太炎的博学精思、考订深入诚然是其在学术史上的立命之本，但他的为学境界却不止于此。许寿裳评价自己的老师是"以朴学立根基，以玄学致广大"，足见哲学上的思想深度才是太炎最为自得之处。可惜的是，太炎在这一方面的著作虽多，其成就的高度却没有得到较深入具体的研究。太炎弟子朱希祖曾

109

引述太炎有过"经史小学传者有人，光昌之期，庶几可待。文章各有造诣，无待传薪，惟示之格律，免入歧途可矣。惟诸子哲理，恐将成广陵散矣"①之语。足见，后学重视太炎学术而忽视其思想的趋势，在太炎生前已有颇为明显的体现。——与之有些类似的则是乾嘉考据学的代表人物戴震。戴震治学考据精详，邃于训诂，著作极多，且往往隐具近代科学精神，可称乾嘉学术第一人。然而他所最为看重的著述，并非专精的小学、历算、水地等领域，而是哲学的《孟子字义疏证》。他自诩此书乃"仆生平著述之大"，却被诸弟子认为"可传者不在此"，未能达到预期影响。

太炎著述的命运也同样如此。"章黄学派"在学术界无人不知，但大多数学人却只关注语言文字的"小学"领域。至于太炎数量极多的其他著作，目前来看还缺乏应有的深入研究与传承。这一定程度上与太炎著述的佶屈聱牙有关，但更大原因则是学者对此缺乏应有的重视——只能从某个侧面认知太炎的学问面目，这不可不说是我们的一大遗憾。

第一节　从小学到语言文字之学

在章太炎的各种学术研究中，对语言文字的研究时间最早，成就、影响也最大。传统学术将语言文字研究分为文字学（研究字形）、音韵（研究字音）、训诂（研究字义）三大领域，统称为"小学"——这也是乾嘉考据学者所最精擅的看家本领。所谓"小学"，最初是指类似于今天小学的贵族初级学校，此后引申特指"小学生"的学习科目之一——语言文字。许慎《说文解字叙》就说"周礼八岁入小学，保氏教国子，先以六书"，即古代的贵族儿童甫入"小学"就要学习文字的基本知识与原理，类似于今天的语文课，学习过后有考试。《汉书·艺文志》将"小学"附入六艺略，这种分类方式代表了当时官方学者对小学的态度：深入研究语言文字是为了更好地把握儒学经义，并从中绎出治国安邦的"大学之道"。

随着时代迁移，先秦古籍难以读懂，为了消除歧解与误读，"小学"日趋重要，研究方法也逐渐完善。但在此后的两千年里，"小学"绝大多数时间内依然，是为了解释经学而生的，本身并无独立地位。即使是在小学领域卓有成就的乾嘉学人，似乎也并不把小学当作一门堪与经史并立的学问。诚然，以戴震①（1723—1777）为代表的清儒往往好谈"训诂明而后义理明"一类的话，但他们的落脚点实际在于义理而非训诂——以今天的眼光来看，训诂之学完全可以与义理毫无干涉；必求训诂与义理的会通，则只能是旨在"发明一种说法"的经学附庸，而绝非现代意义上追求客观的古文字学。无疑，在具有先验权威性的儒家经典面前，小学只能是"微小的学问"。而方东树（1772—1851）的《汉学商兑》亦尖锐地指出"训诂多有不得真者，非义理何以审之？……传本各有专祖，不明乎此，而强执异本异文，以训诂齐之，其可乎？……何义门云：'但通其训诂而不辨义理，汉儒之说《诗》，皆高子也'"②。这里对乾嘉学术的局限性看得非常透彻。

不过，尽管小学研究有着这样先天的不足，但其主要学术目的为考定文字音义、疏通古籍章句，研究方法上注重实事求是，依然是传统学问中最近科学研究的一门。在诸多学者——特别是乾嘉考据学者的努力下，小学研究的成果也取得了相当高的成就。正是由于这些学者的杰出贡献，清中期以后人们才普遍将考据与义理、辞章并举，代表着考据学独立地位的形成。③ 其中，以"高

111

---

① 戴震著：《与是仲明论学书》，《戴震集》，第 183 页。

② ［清］江藩等著：《汉学师承记（外二种）》，生活·读书·新知三联书店，1998，第 311—312 页。

③ 孙星衍特别指出应以考据学概括当时的学术，并与当时性灵派代表人物袁枚有过争鸣，参其《问字堂集》卷四之《答袁简斋前辈书》。

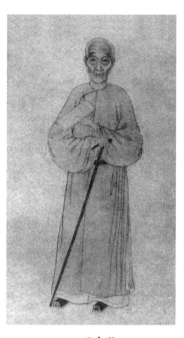

王念孙

邮王氏四种"最具代表性，允称清代小学研究的集大成之作。

"高邮王氏四种"是指高邮人王念孙（1744—1832）、王引之（1766—1834）父子所著的《广雅疏证》《读书杂志》《经传释词》《经义述闻》四部著作。其中部头最大的《读书杂志》，全书八十二卷，百余万字，校勘古籍共十七种，共校正误、脱、衍、倒数千处，并将古籍致误原因分析为六十二种，在著作体例与考据成就上皆前无古人。《经义述闻》三十二卷，为王引之所著，但也收录王念孙的学术创见，主要内容是解决《十三经》中的疑难字、词、句问题。《经传释词》十卷，是一部古代汉语虚词的专门词典，详细解释了二百多个虚词的意义、用法与演变，已经隐然有现代语言学研究的气象。"高邮王氏四种"代表了清代朴学的最高水准，"高邮王氏一家之学，海内无匹"[1]。二王父子宗法乾嘉时期朴学大师戴震、段玉裁等人，治学能"盖熟于汉学之门户而不囿于汉学之藩篱"[2]，俨然近于现代科学精神。其治学完全从客观出发，不仅能匡正古人谬说，即父、师错漏，亦勇于批评，是极难能可贵的学术品质。其研究方法则是广搜文本例证，以归纳古籍字义文例，从而达到"发明意旨，涣若冰释"的学术境界。

章太炎经由老师俞樾而接续到戴、段、二王的学术统系，对

① 阮元著：《王石臞先生墓志铭》，《揅经室续集（二）》，商务印书馆，1935。

② 王引之、孙经世著：《自序》，《经传释词》，中华书局，1956。

章太炎：铁血著华章

112

传统的小学研究颇有心得。他一生
"读二徐《说文》七十余过，卓然
见语言文字之本"①，《膏兰室札
记》《春秋左传读》及《诂经札
记》中收录的多是其在诂经精舍学
习期间的笔记与作业，虽然多未正
式修订刊行，但其中不乏详瞻的征
引、精到的论断，已体现出自家学
问的独到之处。后来太炎登坛讲
学，为弟子教授先秦典籍。在备
课、讲述的过程中，相关的识语也

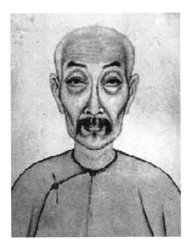

王引之

整理成书。如《庄子解故》（1909）、《管子余义》（190）、《广论
语骈枝》（1933）等，虽非刻意的著作，但却往往新意迭出，体现
出锐利的问题意识与深厚的朴学功底。

　　太炎的《束矢解》收入《诂经精舍第八集》卷三，这是他早
年一篇比较有趣的学术考证论文。对于多少支箭（矢）可算一束，
各家或云五十，或云一百，或云十二，各不相同。太炎结合《考
工记》对古代相关礼制的著录，结合对箭支重量的计算，得出一
束箭应有十二支的结论，这一见解合乎马王堆三号汉墓的出土情
况，基本是可靠的。太炎对本文似乎也较为看重，他后来将本文
修订为《说束矢白矢》，载入《太炎文录初编》中。

　　又如《膏兰室札记》卷二收录《解论语宰予昼寝》，太炎通
过对《吕氏春秋》所著录宰予相关事迹的考察，认为这一事件发
生在孔子"穷乎陈蔡之间"的时期，当时群弟子仍能坚持带病弦
歌不辍，惟宰予疲累卧倒，因此被孔子批评，并发出"听其言而
观其行"的慨叹。学术界对"宰予昼寝"历来争议繁多，旧说或
认为指"白天睡觉"，或认为是"装饰寝室"（将"昼寝"改字为

<hr>

　　①　庞俊：《章先生学术述略》，《章太炎生平与学术》，第20页。

"画寝"），但都有难以自圆其说之处，应该认为太炎的这一见解后出转精，是前人所未曾论及者。太炎本人对此则考据也较满意，晚年的《广论语骈枝》将本篇大旨撮要收录。就我们看来，《说文·寤部》："寱，病卧也"，则"寱"字本有病倒之意，与单纯表达卧倒的"寝"字尚有微弱差别，先秦古籍多有例证，这可以进一步佐证太炎说法的正确性。

王念孙在《广雅疏证叙》中特别强调用声韵以考察字义的重要性，对此治学方法，太炎颇有心得，在研究中多能娴熟运用。他早年的论文《所侠也解》同时收入《诂经精舍课艺》第八集及《春秋左传读》。《诂经精舍课艺》收入结论迥异的同题文章多篇，看来很可能是俞樾布置的命题作文。太炎考察了"所侠"其人的姓氏。他指出，各家引《诗经》"伐木所所"的文本，或作"所"，或作"许"，或作"御"，足见三字因为读音接近而辗转相通。《左传》中御孙所在的御氏家族世代担任掌匠大夫的职位，是因为"御"与"伐木所所"的声音相近，因此以之为氏，符合古代命氏的通例。这一见解批评了旧说认为"所姓，宋大夫华所事之后"，故与所侠尤大的观点，但却通过华所、华御同为一人的考察，支持了本文的结论。这一见解目前未被学界普遍承认，但作为命题作文，能有所创见已是难得。《诂经精舍课艺》载录的六篇同题文章中，惟章炳业认为"所本音当读为许"差为近似，但也远不及太炎精湛；其他说法则望文生义之处更多了。

又如，面对《齐物论》："庸也者，用也。用也者，通也。通也者，得也。"一句，太炎这样解释："庸、用；通、得，皆以叠韵为训。得借为中，《地官·师氏》：'中失'，故书中为得；《淮南子·齐俗训》：天之员也不得规，地之方也不得矩，《文中子》得作中，是其例。得与中相通者，古无舌上音，中读如冬，与得双声。"[1] 这一考据运用了音韵学"叠韵"的手法，发前人所未

---

[1] 《庄子解故》，第151页。

发，得出了精确的结论，在语言研究中有重要意义。

太炎的早年考据成果被及门弟子推许为"考证精详，可与《读书杂志》、《诸子平议》、《札迻》相抗衡"①，将《膏兰室札记》与王念孙、俞樾、孙诒让等大师的代表作相提并论，简直抬高为清代考据学的巨著。但客观衡量，不难发现早年太炎的小学功力实远不及前辈精深、望文生义、穿凿附会者比比皆是。太炎在《与人论国粹学书》中就称，这些研究成果其中最多只有一半可以成立，必须精心修订后才能正式公开发表。

如《膏兰室札记》卷一《凝蹇》，旧说认为"凝蹇"即凝固，太炎独特立一说，认为"蹇借为寒，与浣亦通。又案蹇借为寒，亦有干义"，论述看似头头是道，但不仅文本上缺乏有利论据，更使得原本易解的文字难以读懂，恐怕难以成立。又如收入《诂经精舍课艺》第七集的《邶风·燕燕·鲁诗》有"北音即邶音"之语，认为《诗经·邶风》实际上是"北方之音"。但早在清初顾炎武撰《日知录》时，就已指出"邶鄘卫"是《诗经》总名，单独拆分成邶、鄘、卫是汉代以后的事，这一见解似乎更为精当。太炎认为邶即是北，除推理缺乏证据外，在文献上恐怕也并不具备立足的可能性。

115

类似的例子在太炎早年著作中屡见不鲜，即使是较成熟的中年之作也不能完全摆脱此积习。太炎自己对《膏兰室札记》等作的价值与局限性，有着比较平允的认识，因此大部分内容在他生前并未刊行，这正是治学严谨、不苟立说的体现。平心而论，太炎的朴学功力虽然不凡，但却还不能称得上历史顶级，更远不及《读书杂志》等作精深，其成就很大程度上被后人夸大和美化了。——当然，考虑到太炎的小学并非他学问的全貌，且这些内容多是未定稿本，且成于太炎学问并不特别成熟的早年，故可说这已经是令绝大多数学人难以企及的高度了。只是作为一位学术

①　沈延国：《膏兰室札记校点后记》，《膏兰室札记》，第269页。

大师，太炎没有来得及彻底修订、删削早年文稿，使我们无法了解太炎在朴学方面的最高水平，是有些令人遗憾的。

若是太炎在小学方面仅有上述的著作，那么他的地位也就是"清学正统派的殿军"而已，后来的"章黄学派"恐怕也就无从谈起。太炎学术的独特建树，在于他将传统的小学转移、发展为独立的、讲求科学性的"语言文字之学"，从而脱离经学附庸的地位，这是此前的朴学大师没有考虑也难以企及的卓越成就。

太炎在《论语言文字之学》中明确地指出语言文字之学应该是"一切学问之单位之学"，凡欲了解传统学问，都必须对此有深入了解。他在《国故论衡·小学略说》中更明确地说自己是"悼古义之沦丧，愍民言之未理，故作《文始》以明语源，次《小学答问》以见本字，述《新方言》以一萌俗"。从这里，可以看出太炎自己比较看重的语言文字研究著作有三部，即《新方言》《小学答问》《文始》（这三部著作均完成于1907—1910年太炎在日本期间）；希望解决的问题有两个，即"古义沦丧""民言未理"。

在具体了解太炎这几部著作的内容之前，我们首先要看一下太炎这番议论的社会背景与思想渊源。

光绪三十二年（1906），太炎刚刚出狱，东游日本，当地留学生二千人冒雨夹道欢迎。面对着这些热望祖国、有志革命的青年，

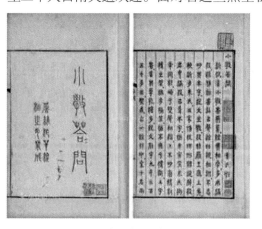

《小学答问》

太炎发表了题为《平生的历史与近日办事的方法》的演讲。他指出"近日办事的方法"，最重要的在感情方面，而激发感情，必须从宗教、国粹两方面入手。

在"物竞天择，适者生存"的社会达

尔文主义大行其道之时，传统学术与中国人的"球籍"已经受到了尖锐的冲击。与通常意义上的"保守派"及当时流行的"孔教徒"不同，太炎并不愿生拉硬扯那些"中体西用"或"抱残守缺"的观点，他是希望通过研究、宣传语言文字之学，用以振兴民族传统文化，从而唤起人们的爱国热情。他简直把语言文字学看作救国保种的重要手段了。从革命家的角度衡量，太炎的这一见解似乎迂远而不切实际，"精神万能"之说又简直近乎梦呓；但从学问家的角度看，他的见解实际上领先了历史潮流，这为他的开创性著作确定了先行思想基础。

光绪三十三年（1907），日本人发起了"汉字统一会"，准备简化汉字，形成一种可以通行于中、日、朝三国的统一文字，并拉拢张之洞、端方担任中方会长。发起汉字统一会是否完全出于学术考量，姑不必论；仅就客观效果而言，这无疑为日本帝国主义扩张提供了理论基础与政治方便。而当时的留学生，似乎还嫌汉字统一会的见解不够激进。1908 年的《新世纪》杂志曾刊载署名"苏格兰"的《废除汉文议》，认为"留欧美之学生，尚往往有夸张'汉文甚好'者，诚可谓不知人间有羞耻事""今日救支那之第一要策，在废除汉文。若支那于二十年内能废除汉文，则或为全球大同人民之先进"。想到此后民国时期甚为流行的废除汉字、使用世界语等思潮，晚清留学生的思想已经为之先导矣。也正是在这两年间，太炎发表有《汉字统一会之荒陋》《驳中国用万国新语说》等文章，加以了针锋相对的批判。但是，改革文字也当时确为当时一种流行思潮，不惟海外革命者争相宣传，就连慈禧太后、袁世凯等清政府要人也对此产生了相当大的兴趣。

对此，太炎认为是"新学小生，事事崇信日本"[①]、"盖季世学者，好尚奇觚，震慑于白人侈大之言"[②] 的媚外心态作祟。在批

① 《论汉字统一会》，《太炎文录初编》，第 334 页。
② 《驳中国用万国新语说》，《太炎文录初编》，第 353 页。

评的文章中，太炎从学理上分析了汉字统一、万国新语的不足，并运用《齐物论》中的思想，认为语言文字"吹万不同"，不应该强求其相同。他从文化的高度论述象形文字并不比拼音文字低等，指出"语言文字亡，而性情节族灭"。

但仅言"破"不足，并不能满足当时国人追求进步的客观需要；为"理民言"，太炎提出了汉字改良的"立"的方案。对汉字书写笔画较多的问题，太炎认为日常生活可以采用规范化的草书，以提高书写效率。对于方言读音的差异，太炎更创造出一套简便易行的注音方法。古代没有国际音标或汉语拼音，给汉字标读音主要运用"反切法"，即用两个汉字为一个汉字标注读音，其方法是"切语之法以二字为一字之音，上字与所切之字双声，下字与所切之字叠韵。上字定其清浊，下字定其平上去入"①。如"冬，都宗切"，即取第一个字"都"的声母，与第二个字"宗"的韵母及声调，合成"冬"的读音。这种方法很可能是东汉学者受梵文拼音方法影响而创造的，已经是一种朴素的拼音方法了。不过，这种方法在实际应用中存在许多问题：第一，标注读音的"反切上字""反切卜字"没有统一规定，如果标注音的字也是生字，那查阅者就无法正确拼读。如果查者的识字量太少，很可能反复查阅却总遇到生字，起不到应有的识读效果。第二，文字在不同方言中读音不同，而且也会随着时代的变化改变读音。如果是不同方言区、不同时代人的反切标注，很可能与当代的读音不符，反而产生误导乃至以讹传讹。——至少，当代的普通话已经不能完全拼读《广韵》中的反切了，究竟如何复原重拟古人的发音，仍是学术界的一大难题。

随着义一次的西风吹来，汉字注音终于另辟蹊径。在此以前，清末已有不少人提倡通过文字改革推动教育普及，并因而关注到

① ［清］陈澧著：《切韵考·（附外篇）》，北京市中国书店，1984，第11—12页。

注音符号的方面。——"当时主张制新字者，有宋衡、谭嗣同、梁启超诸人。言论鼓吹，渐成事实，于是有沈学、蔡毅若、卢戆章、邢岛、王照诸人各制音标，以期代用汉字。这些音标的形式，有用点画撇捺钩者，有借取音同或音近之汉字而仅写其一两笔者（像日本假名的样子），有采用罗马字母而另定其读音者……"[①]章太炎的方法是取用"古文、籀、篆径省之形"制定"纽文为三十六，韵文为二十二"，认为可以此相切成音，确保读音和注音的规范化。难度上，太炎认为这套注音符号最多只用三句时间就能令儿童掌握，难度并不太大。1918 年，北洋政府教育部公布了国语注音字母（后改称注音符号），取代了古代中国沿用上千年的反切法。而这套注音字母，正是在太炎这套注音符号的基础上修改确定的，直到 1958 年才被新中国的汉语拼音方案所取代。而在祖国的台湾，这套注音符号依然沿用不辍，这就可以看出太炎所定注音符号的生命力了。

除此之外，太炎还在进一步地打磨自己的学术见解与思想体系。太炎认为"语言者，不冯虚起……诸言语皆有根"[②]，指出语言的脉络源头与演变过程都有迹可循，可以用音韵方法加以研究。

太炎连续推出《新方言》《小学答问》《文始》等著作，试图用学术研究改造社会，将传统的小学发展成为具有现代科学意义的语言文字之学。其中尤以《新方言》与《文始》二书特别被太炎反复提及，认为是"一字千金"的著作，足见自我认可度之高。

《新方言》成书于光绪三十四年（1908），分十一篇。这部书因继承西汉扬雄的《方言》，故称为"新方言"。《新方言》受到西方语源学（etymology）研究的影响，内容是从当代的方言俗语出发，根据声韵转变原理，上溯其在先秦古籍中的根源，考释其

---

① 钱玄同著：《注音字母与现代国音》，《钱玄同文字音韵学论集》，上海古籍出版社，2011，第 109 页。
② 章太炎著：《语言缘起说》，《国故论衡》，第 31 页。

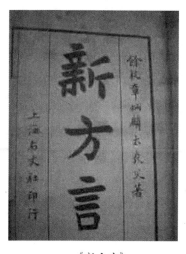

《新方言》

意义与流变过程。在研究过程中，太炎注意沟通古汉语、现代汉语与现代方言的意义联系，从整体的角度研究语言流变，这一研究思路至今仍被方言学研究所认同。据统计，《新方言》涉及地名共 167 处，共调查十五种方言的古今语词 2470 个，其中今语词 1466 个[①]。这个数字当然远不及当代方言学研究动辄数十万的词条之多，但在当时的时代条件与学术背景下，已经算是极为丰富的了。所谓"新"，同时也含有研究当代方言语词的内涵。

在当代汉语语言学乃至方言学研究的衡量下，《新方言》的成就依然颇为可观。《新方言》共八百余条，直接被《汉语方言大词典》照抄的就达二百余条，"《新方言》约 51.7% 的条目是正确的""与《新方言》记录的方言词音义相同的方言文献达 147 种"，由于在《新方言》以前并无太多可供参照的理论与成果，可以看出太炎本书研究的高质量。

至今，《新方言》中仍有几则研究，不仅被学界认为精确不磨，并被不少人津津乐道：

《新方言》对第一人称代词"我"的各种说法有着详细的考察。太炎说："《尔雅》：朕，我也。今北方音转如簪，俗作偺。……自秦以来，文字无敢称朕者，而语言不能禁也。"——"偺"今天通常写成"咱"，是北方人常用的第一人称代词。他又

---

① 孙华著：《章太炎〈新方言〉研究》，华东师范大学出版社，2006，第 379 页。下同。

说:"《尔雅》:余,我也。明时北方人自称洒家,洒即余也。"①
太炎利用音韵通转的原理,将方言与先秦典籍打通,使古今语词
演变一目了然,结论令人赞叹。

又如《释亲属》从夫妻间互称"良人"的诸多文例出发,指
出形容女子的"良"引申为"姑娘",形容男子的"良"引申为
"郎君",并逐渐成为尊称。这一见解对于了解古今称谓的转换是
很有价值的。

太炎自称,他的《新方言》成果论证了"今之殊言,不违姬、
汉"的观念。这种认为现代方言均能从古籍中找到本字本音的观
点,忽略了语言来源的多样性与文献本身的局限性,无疑论述过
当,导致其研究存在不少穿凿附会、似是而非之处。如太炎认为
古汉语代表刻镂的"错",引申成为当代人们惯用的"错子"(戳
子),这一见解不但没有任何可靠的文本依据,就连古代的读音也
存在较大差异,显然是标新立异。比太炎稍晚的傅斯年曾在《历
史语言研究所工作之旨趣》中刻薄地批评道:"至于那部《新方
言》,东西南北的猜去,何尝寻扬雄就一字因地变易的观察?这么
竟倒退过两千年了。"这一染有学术圈政争气息的酷评当然并不客
观,但若单单取以衡量太炎书中那些过于穿凿的见解,倒也并非
完全是空穴来风。

121

客观说来,太炎的《新方言》应该被认为是介于传统与现代
学术之间的一部过渡性著作,既兼具旧小学的深厚功力,又隐具
现代语言学的科学客观,但却因时代的局限而难免有所缺憾。而
需要特别注意的是,在这成就与缺憾的背后,隐藏着的则是太炎
的致用精神与爱国情怀。他在《新方言序》中指出,进行这番研
究的起因是"悲文献之衰微,诸夏昆族之不宁壹",所以他才要保
存中华文明的古音古义,并用以统一、规范当代语言,这里面包
含着他用学术改造社会的美好愿景,是一种史学家的民族家国情

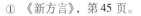

① 《新方言》,第45页。

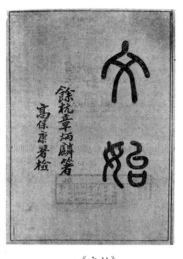

《文始》

怀。太炎在这篇序文的最后，化用了《离骚》"陟升皇之赫戏兮，忽临睨夫旧乡"的诗句，这正是他客居日本、忧心祖国的心情写照。对于当时有人认为客家人不是汉族人民的谬论，太炎特别论证客家方言很多内容均出自传统典籍，即"雅训旧音"。他特别写作一部《岭外三州语》，研究广东惠州、嘉应州、潮州的方言，进一步扩充《新方言》所不具备的材料，欲以达到"和齐民族"的目的。这些著作在当时也起到客观的现实作用。

《文始》，全书首发于宣统二年（1910），修定于民国二年（1913）。但其中的许多内容早在1908年在东京国学讲习会向钱玄同、鲁迅等门生讲课时就已具备，诸生当时的听课笔记就保留了许多后来写入著作中的见解。《文始》的主要内容是以声纽、韵部（古代的声母、韵母）为经纬，从《说文解字》中选取510个"初文"和"准初文"（汉字源头），并以此出发系联五千余个同源字词，研究文字发展的过程与规律（"孳乳"与"变易"）。这部书以音韵声转理论为核心，以声音串联文字，用文字推求语言，体大思精，其影响较《新方言》为更大。太炎自许本书"千六百年来，未有等匹"，太炎的得意弟子黄侃也推崇"《文始》总集字学、音学之大成，譬之梵教，所谓最后了义"，足见对本书的推崇备至。

太炎这一部著作的结撰，与他的古音学研究有着密切的联系。认为音韵重于形体——其理由是"专从形体上去求，实太琐碎……文字原是言语的符号，未有文字以前，却已有了言语"[1]，所以这样讲求才是追本溯源，才能建立系统。在古韵的分部上，太炎将旧的二十二韵另外析出队部，拟定古韵二十三部的音读。在古声纽上，他的《古音娘日二纽归泥说》则是极重要的经典论文。这些一般人不易读懂的学术论述后来均收入他的《国故论衡》上卷，但这些见解其实成于《文始》成书之前，成为《文始》的重要学术基础。

所谓"体大思精"，是说太炎特别注重语义引申和变易中的多元路径，对中国语言文字有着多源多流的认知，并非用线性思维简单论定。如《文始》五"鱼阳类·阴声鱼部甲"有着对初文"牙"的全面考察。太炎指出"牙"的形状像交错之意，因此孳乳出龉（龃龉）、铻（鉏铻）、错（交错）等字；又有阻止之意，孳乳出渠（渠门）、籞（泽籞）、御（防御）、虞（虞衡）、苏（樵苏）等字。他并说："（籞）亦相错之义，与午相入。""相入"是佛教用语，用来表示事物间互相渗透、互相包含的关系。这里太炎指出"籞"字同时受到牙、午两个代表交错之意的初文的影响。在对初文"午"的研究中，太炎除了指出"午"孳乳为御（防御）字外，还指出了午→吾→御的孳乳过程，并列出了若干与之语义相关的后起字。以此为例，可以看出太炎的态度是这样的：一个初文可以派生出多个引申的语义，多个语义并能派生出多个文字；而一个文字，也可能同时受到多个初文及语义的影响。且，不论其见解是否正确，在特别看重"非此即彼"的近代学界，这一思维方式无疑非常可贵。

据学者考察，《文始》的开创之功来自于太炎对西方语言学的汇通。俞敏在《论古韵合怗屑没曷五部之通转》[2] 中指出《文始》

123

---

① 马勇编：《研究中国文学的途径》，《章太炎讲演集》，河北人民出版社，2004，第77页。

② 《燕京学报》，1948，第34期。

第三章 旧学殿军：作为学问家的章太炎

"实出于德人牟拉（Max Muller）之《言语学讲义》（"Lecture-son the Science of Language", 1871）。持《国故论衡》之"语言缘起说"后半与牟书第二编中论语根之语相较，"承沿之迹宛然"。这一学术"预流"正是太炎学有创见的渊源之一，也昭示出所谓"国学大师"实能引领时代潮流，并非常人心目中的抱残守缺之徒。

不过，在相当长的一段时间内，学界对《文始》的评价趋于负面。除却傅斯年《历史语言研究所工作之旨趣》的酷评外，王力的意见起到了相当重要的影响。王力在《同源字典·同源字论》中虽然赞许了《文始》的理论前提，但却认为太炎在研究中违背了自己提出的语源探讨理论，过度迷信《说文解字》；同时，有许多结论都过于勉强，不能成立。

"章黄学派"重要学者陆宗达、王宁对太炎学术多有赞述，但其《浅论传统字源学》也认为"《文始》系联过宽或证据不足之处也近十之三四。"学术界似乎更倾向于承认太炎著作的枢纽地位与方法意义，但对其具体结论则是批评者多。

由于目前似乎还缺乏更多对《文始》的定量分析和深入解读①，贸然讨论这部书的"正确率"恐怕缺乏客观标准，只能由不准确的估算来判定，而这是不足引为定论的；而若引此以衡量太炎的语言文字学水平，当然也就言人人殊。对太炎《文始》一书及其语言文字学的评价，笔者以为目前还当遵从陆宗达、王宁《章太炎与中国语言文字学》的意见：

> 章太炎的语言学著述的确在具体材料上时有差错，在思维逻辑上也有过失误……章太炎不是烦琐的考据家，而是伟

---

① 许良越著：《章太炎〈文始〉研究》，中国社会科学出版社，2015。等著虽尝试用统计学方法研究《文始》，但主要集中于解释《文始》的学术理论与研究方法，并未结合现有研究成果详细分析《文始》具体结论的是非，因此就"正确率"的话题看，仍有需要进一步展开研究的空间。

大的思想家。他在那个新旧交替的时代，有着汹涌如潮水的思想从脑中不断流出，那里面有他热爱自己民族文化、从而热爱祖国语言文字的高度热情……能纠正像章太炎这样的国学大师的讹误固然是一种光荣，但一般的旧经学家和旧小学家却是永远无法理解他博大的学术思想，阐明他精深的学术体系的。①

从语言学学科的角度讲，章太炎的贡献无与伦比，他引导着旧的小学研究向现代的语言学研究进发，他所建立的学术范式至今还熠熠生辉。也许，对于太炎的《新方言》《文始》，我们终有一天会下出"方法大于结果"的断语；但他的治学理论与范式意义却已经奠定，必将在学术史上占据重要地位。这是太炎对学术的革命。

通过上述或许兼有烦冗与晦涩的引述，对太炎的语言文字研究的成就似乎大致已有了番全面的介绍。但在结束本节之前，还有一个话题似乎不得不提：

在对太炎语言文字学的研究中，一条最重要的批评就是认为太炎治学过于迷信许慎《说文解字》，而完全拒绝相信当时新出土的甲骨、金文材料。从今天的学术发展程度来看，当年太炎的这一总体观念无疑是错误的，但是后人往往以此讥刺太炎的保守落后，则未必尽为持平。

我们不妨对此稍加考究：

1934 年，太炎在《今字解剖题辞》中指出：

> 抑今世之所患者，非字典俗书而已。穿凿之徒，皮傅彝器，随情定字。夫其游谈不根，盖有过於安石《字说》者，重以龟书刻骨，真伪难知，而妄者乃欲以倾夺籀斯。彼其灭

---

① 《先驱的踪迹》，第 194 页。

裂故书，宁独如字典而止乎？①

　　在这篇文章中，他除了批评《康熙字典》等通行俗书的谬误外，更将枪口对准了甲骨文、金文。太炎的批评有两条。第一是甲骨文、金文"真伪难知"（值得注意的是，太炎早年的《国故论衡·埋惑论》更曾认为甲骨文是"欺世豫贾之徒"的伪造，但后来逐渐改口），当然不足置信。第二是研究者穿凿附会，妄加臆说。这一贬抑的态度基本是太炎对甲金文的晚年定论，也大抵是他终生未变的立场。——如追溯源头，"治小学不摭商周彝器"②正是诂经精舍师法之所在。

　　今天来看，太炎的"真伪难知"论当然不能成立。他在《理惑论》里说"近有掊得龟甲者，文如鸟虫，又与彝器小异"，就明显是未见过甲骨文而发的耳食之言，二者字形与刻写方式都有极大差异，如果太炎确实见过甲骨文，不至于有此外行的论断。至于"骸骨入土，未有千年不坏，积岁稍久，故当化为灰尘。龟甲蜃珧，其质同耳。朽骨何灵，而能长久若是"的见解，也同样是以意推度而缺乏科学性的。很大程度上，太炎持这种见解的原因是出于意气——他瞧不起甲骨研究名家罗振玉的逊清立场与个人品行，并进而先验地全盘否定了其学术——这当然并不是客观的学术见解，太炎此后也很少重申这一观点。但是，也许仍然狃于成见，太炎似乎并没有特别深入地了解或评说过甲骨文。在金文方面，太炎指出当时上古青铜器"作伪者众"③，确是事实。清末以来商贾认为伪造青铜器铭文有利可图，在真的青铜器上刻上伪造的文字，以投收藏家的所好。如道光年间叶志诜购买的遂启諆鼎上原来只有九个字，商贾伪刻一百二十四个，当时数十位金石

　　① 《太炎文录续编》，第137页。
　　② 《俞先生传》，《太炎文录初编》，第217页。
　　③ 《与邓之诚论史书》，《制言》，1939，第51期。

专家均不能辨别，或作和诗，或作考据，今天看来确实是犯过一些比较低级的错误。而当时伪造的甲骨文数量同样也很多，古董商人常将无字的出土骨片刻字出售，以卖取高价。但这主要是因为器物太少，收藏家所见不多导致鉴定错误，也是学术发展初期的难免弯路。当文物真伪鉴定有了较为成熟的标准之后，学科的"合法性"就逐渐建立起来，并不能以此前的弯路否认整个学科的核心价值。1925 年，太炎写《铜器铁器变迁考》，还批评了考古学家们"若徒据所见古器以为准"①，指出运用文献的重要性。这当然很有道理，太炎反对的是"徒据"，而并不是要求"不据"。

而太炎认为甲金文的研究水平较低，则同样具有两重性。太炎瞧不起清代吴大澂、潘祖荫等人的金石学研究成果，并进而把金石学家全盘否定，这当然是过激之辞。但太炎指出某些研究的诞妄，确实是存在的，当时的金石研究确实还存在很多缺憾。太炎本人对金文也有研究，他曾经专门与易培基通信考释散氏盘（西周晚期青铜器，乾隆年间出土）上的文字。太炎在信中说：

> 向来于彝器古文，但视为小学参考书。所以然者，字体诡觚不可臆度……二吴（指金文学家吴荣光、吴大澂）凭臆妄定，郢书燕说，十有七八……

127

太炎晚年撰有《新出三体石经考》，从文字学角度出发，很推崇当阳山上的三体石经，也可以看出他对山上文物并非一概打死，而是有着自己的学术评判标准。他认为三体石经有三种字体对照，当然可靠；而金文款识没有"标准答案"，难免"人人可以用其私"，因此价值要低一等。从这个角度看，说法未尝无理。另外，太炎认为音韵的重要性高于形体，认为传世文献重于出土文献，这大概也是他不甚重视甲金文的原因。

① 《太炎文录续编》，第 76 页。

对太炎严厉批判"以今文疑群经,以赝器雠正史,以甲骨黜许书,以臆说诬诸子"的晚年观点,太炎晚年弟子姜亮夫指出"先生除甲文外,其他三事,皆决无偏执之意。"①,应该是比较平正的评价。而值得注意的是,太炎晚年在私下也在关注甲骨文。太炎晚年弟子王仲荦回忆称:

> 我二十多岁时,一次到他家去,见他从抽屉里取出二三片甲骨片抚摸着说:"这大概不会是假的吧。"②

太炎弟子许寿裳也认为太炎对于甲骨文是"始疑终信",他提道:"章先生晚年看见了这些创获,亦改变前说,认为甲骨文是可靠的。对于罗振玉的著作,说亦有可采处……惜乎此意未及写出,遽归道山。"③ 可以看出,尽管太炎的这个见解很晚出现,而且由于流传不广,并不能确证他对甲骨文有没有深入的研究。但仅就太炎晚年的几篇文章来看,他对于甲骨文虽然并没有特别的研究,但态度大体上已经趋于平正稳健了。——坊间还有传闻,说太炎曾以金文开药方,药店不认识,太炎还愤愤地说"不认识字,廾什么药店"。④ 如果天假以年,或许太炎真的会留下"始疑终信"的文章。但以我们推想,这种文章很可能也只是用甲骨、金文证明传统文字学,而恐怕会与"甲骨四堂"等学者的研究旨趣相悖。

此外,在语言文字研究方面,太炎还有多部重要著作。如《小学答问》是太炎与弟子黄侃、钱玄同、汪东等人讲授《说文解字》时的答疑记录,共 122 条,每条都专门讲述《说文解字》中

---

① 《章太炎弟子论述师说》,《追忆章太炎》,第 344 页。

② 《追忆章太炎》,第 77 页。

③ 《章炳麟传》,第 129 页。

④ 盛巽昌、朱守芬编撰:《学林散叶》,上海人民出版社,1997,第 41 页。这故事我们没找到更早的出处,且以太炎的学术立场,即使用古字开药方,也更可能是用小篆书写。姑附于此,以俟有心读者考据甄别。

所收某字的字音字义演变。《国故论衡》上卷收录小学研究文章十篇，涵盖了太炎对小学的基本见解，也相对较为易读。其中《一字重音说》《古音娘日二纽归泥说》《转注假借说》等都是极具学术创见的论文。限于篇幅，本节的话题就此打住，还请有兴趣的读者自行检阅吧。

第二节　古文经说的创造者

依照古典目录学的分类方式，传统的"国学"分为经、史、子、集四部，其中以经学为最尊。作为治经学卓有成就的大学者，太炎每每被后人尊称为"最后的古文经学大师"，既表示其清学殿军的地位，又表示他与所谓"最后的今文经学大师"康有为的分庭抗礼。然而，对于一般的读者来说，这种名号虽然耳熟能详，却令人不知所云。——何为"经学"本就是"超纲"知识（曾有媒体就将"经学家"当作"经济学家"）；而何为"古文经学"，何为"最后的古文经学"更是学术界仍存聚讼的热门话题，当然更会令对经学无特定研究的人们望而生畏。

旧说或俗说一般认为，"今文学派认为孔子是政治家、哲学家，说孔子有微言大义，经书是用来'托古改制'的……古文学派认为，孔子是历史学家，是第一个整理、保存、传授、阐述文献的学者；孔子重视名物训诂，'述而不作'，只是继承而不创作。对于六经，古文学派是以史料观点来审视的"[①]。

这一派的见解部分地道出了今古文学派间的对立关系，但所说却多有粗率与误导之处。一个最简单的反例是，把孔子单纯当作"史学家"或"文献学家"，说孔子只会考据而无思想，在哪个朝代都是"大逆不道"的谬说。历代学者对"微言大义"的理解

---

① 周予同著、朱维铮编校：《中国经学史讲义（外二种）》，上海人民出版社，2012，第28页。

虽多有不同，但均承认经学中义理的存在，不认为经书等同于今天意义上的古典文献。这也是"经学"与"经的研究"的根本差别所在。因此，为了能够更好地展开论述，我们将尝试从头开始，对这个话题加一番辨析的工作。

简单说来，经学就是研究"经"即儒家经典《诗》《书》《礼》《乐》《易》《春秋》（后来逐渐扩充成"十三经"）的学问。这门本被贵族垄断的学问（出身于"官学"）经过孔子的改造而变成私家口传心授，到汉武帝"罢黜百家，表章六经"时再次成为官方意识形态的代表。正式地说来，以前虽然早就有着对经的研究，但直到这种研究成为如日中天的官方权威，"经学"才算得上正式成立——这标志着多元研究逐渐向"永恒真理"的转变。"经学"一词第一次在典籍中正式地出现，是描写武帝元狩三年（前120）汉武帝召见倪宽的场景，这距离董仲舒上书建议罢黜百家不过十数年的时间。①

"昔仲尼没而微言绝，七十子丧而大义乖"②，孔子去世以后，及门弟子就因见解不同而分裂，形成"儒分为八"（实际可能还不止）的纷繁局面。这种分歧有两个方面的原因：其一，孔子的学问博大精深，又采用因材施教的教育法，群弟子能全部掌握、学习的不多，每个人又对所学知识有着不同的理解，产生分歧是必然的——思想史的发展也证明，任何一种伟大的学说，当他的创始人去世以后，必然立刻会产生理解的歧义。随着弟子们继续传授讲习，这种分歧还会进一步扩大，很容易就上升到"真传正统"

---

① 值得注意的是，有学者认为"'传'作为一种著作体裁，是与'经'相对的概念，有被尊奉的经，才有经之传……"（罗军，凤著：《清代春秋左传学研究》，人民出版社，2010，第380页。）我们认为，用意识形态化的"经学"否定"经的研究"之权威性，当然无可厚非；但以"经学"的时代否定此前"经的研究"、以汉代"传"的权威地位否定此前"传"体的存在，这当然是不能成立的。

② 《汉书·艺文志》。

与"野狐禅"的派系内斗。其二，在先秦秦汉的时代，纸都没有投入使用，更别提印刷术了。当时资源匮乏，技术落后，图书的抄写、保存都有不少难度。竹简笨重而不便携带，帛书昂贵而未能通行。生活并不富裕的学者四处游学、讲学，主要就依靠背诵的方式学习与讲授。《庄子·大宗师》篇曾经开玩笑式地说"副墨之子闻诸洛诵之孙"，暗示我们学术口传的历史远比文字书写为悠久。具体到对经的研究上，经的文本由于极为重要，一般还能落成文字，但具体解释（即后来的"传"）篇幅太大，往往只停留在口耳相传的阶段。这种口耳相传的方式，由于听者的听力（还可能存在方言因素）、记忆力、理解力等都会有程度不等的差别，一方面会导致某些观点的失传或讹误，一方面又会导致某些观点的进一步发挥和分歧。随着秦火的纷起，儒家遭遇到重大冲击，许多文献因而失传。缺少了文献的记载与学派的质证，口传的局限性当然会被进一步放大。到了西汉，同样是研究一部经，派别间的差异已经比较明显了，根据其学术渊源的差异，形成了"师法"的不同，而汉政府也只好将这些派别都立为学官，允许他们各自宣讲。也就是在汉文帝、景帝这两朝左右的时间，他们才有机会将口传的师说（实际上也就是代代累积的听课笔记）整理成较为完善的文本。由于是当代人自己写定的内容，用的是当时实用的文字，也就叫作"今文"。

随着社会趋于稳定，儒学地位不断提升，先秦人抄写的经书旧稿搭班陆续出土，被视作是"古文"而重新出现。所谓"古文"，就是战国时期东方六国使用的文字（有时亦可以泛指秦统一以前的文字），秦统一天下、"书同文"以后，被官方废除使用，只有部分民间学者还有传承。汉文帝时期，天下只有九十多岁的伏胜懂得《尚书》，原因是他在秦代焚书的时候，将《尚书》文本藏到了墙壁中，尽管在保存过程中又遭到过战乱的破坏，但仍有二十九篇文本可以依据，这当然是用"古文"书写的。伏胜的授课内容被汉代人记录下来，并加以流传，自然是用汉代的文字书写，也就变成了"今文"。其中的区别，某种程度上就仿佛今天的繁体字与简体字一样（当然文字学上的差异远大的多），只是文字和版本上的差异，与学术派别没有本质联系。如果说一定有什么联系的话，那就是"今文经学"大多数都被汉政府立为学官，有自己的学术地位与政治特权，算"当权派"；而"古文经学"往往多是依赖民间"在野派"的传授，甚至如孔子壁中发现的古文《逸礼》、古文《尚书》没有什么人能读懂，那就更谈不上什么学派了。这个分别只是外在利益上的，并不代表学术本身，而且也有例外：与《左传》《周礼》等同样争立学官而未成的《毛诗》，其学术思想与解经方式都与立为学官的齐、鲁、韩三家有不少区别，但《毛诗》在汉代有清楚的授受师承，显然用今文书写的。

所谓"今古文之争"的话题，第一次在西汉末年爆发出来。当时的大儒刘歆写了一篇《移让太常博士书》，为《左传》等古文经典争立博士，而博士官们出于自己学派利益的考量，害怕新的博士会抢占自己学派的"编制"，因此集体抵制，引发了争论。在这个时候，以"古文"特指以古文书写的儒学经典，"古文家"则是能读懂这些经典的人——即兼有小学家和文献学家的身份。太炎推测，"古文家者，亦不过知有古本者耳"①，基于所据版本文字不同而产生的理解差异，并不天然地大于师传派别间的差异。

不同流派观点不同，当然有的是排斥异己的理由，但"今古文"这一"核心"理念却未见涉猎。而晚清今文家津津乐道的"新学伪经"，西汉今文家亦没有什么论述，足见他们也不怀疑古文经典之真。换句话说，"今古文之争"是异化了"师法家法"而形成的一个伪命题，本质上而言，这次争论不过是"当权派"和"在野派"的辩论，政治利益是大于学术本身的。等到刘歆、许慎等人逐渐发展文字学的"六书"理论，为阅读古文经典扫清障碍，东汉郑玄又遍注群经，打通各个家法流派间的学术壁垒，择善而

132

---

① 《章太炎学术年谱》，第330页。

从，造就了崭新的经学，也就终结了过去的诸多争议。而随着经学的不断发展，汉代经学不被后人所重视，今古义的争论也就尘封起来，直到清代道光、咸丰年间才再次出现。

清代的朴学（或"古学"）由于注重辨别汉、宋，特点是借重汉代经训，批判宋学，因此又经常被称作"汉学"——但这里的"汉学"却绝非"汉代的学问"①，而只是借重汉代学者研究的资料，而扬弃其师法家法等特殊学术特点，即"治汉学者，未必尽用汉儒之说；即用汉儒之说，亦未必用以治汉儒所治之书。是则汉学者，不过用汉儒之训诂以说经，及用汉儒注书之条例，用以治群书耳"②。所谓"汉学家"，其中以吴派经学领袖惠栋（1697—1758）最具有代表性，他常常不加分辨地墨守汉代经师旧说，正所谓"凡古必真，凡汉必好"③。然而，似乎略"出人意表"的是，就连这位著名的"佞汉派"都不懂得所谓汉代经学今古文之争的话题——其"汉学"虽然也区分家法，但似乎更多地以与"宋学"对立的面目而存在，即"汉学"应该是一个整体而存在。与之相映成趣的是，时代相去不远的常州学派"今文经学家"庄存与（1719—1788）虽然专治《公羊传》，但依然引用《左传》的义理，乃至研究《周礼》与伪古文《尚书》；庄述祖（1750—1816）亦著有《毛诗考证》批评今文的三家《诗》。这无疑是"立场不坚定"的表现。也由此可见，早期提倡今文经学的常州学派只是在考据学的内部来向朴学家们发难。

光绪十七年（1891），康有为曾致书朱一新，尖锐地指出：

> 国朝顾、阎、惠、戴诸人用功于汉学至深，且特提倡以

---

① 对此，龚自珍《与江子屏笺》曾指出十条理由，主张清代学术并非"汉学"。

② 刘师培著：《近代汉学变迁论》，《中国中古文学史讲义·中国近代三百年学术史论》，时代文艺出版社，2009，第205页。

③ 梁启超著：《清代学术概论》，第31页。

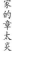

告学者，然试披其著述，只能浑言汉学，借以攻朱子，彼何尝知今古之判若冰炭乎？不惟不知其判若冰炭，有言及今古学之别乎？……直至道、咸，刘申受（逢禄）、陈卓人（立）乃能以《繁露》、《白虎通》解《公羊》，始为知学。则今学息灭废绝二千年，至数十年间乃始萌芽，所谓穷则反本也。①

在这里，康有为抨击乾嘉学者对"汉学"缺乏真正的了解，直到刘逢禄（1776—1829）、陈立（1809—1869）开始才算是"知学"。——此外，其实还应加上以《公羊》学解读《论语》的宋翔凤（1777—1860）。随着道咸以来学术经世风气的兴起，第二次"今古文之争"的帷幕，也于是焉开启。在此之前，清代没有学者真正地关注到什么"今古文之争"，这是很说明问题的。另外值得一提的是，就连"今文派"立说最大胆的康有为，早年也照样是信奉周公与《周礼》的"古文家"，三十岁后他才转向对《公羊传》的研究。

简单说来，这一时期的今文经学派有两大重要宗旨：

其一，钻研《公羊传》以阐发政治主张。《公羊传》与《谷梁传》、《左传》并为"《春秋》三传"之一，其内容是逐字逐句解读《春秋》经文大义，认为《春秋》是孔子毕生思想精华所寄的"素王立法"，其中含有一套严密而隐微的政治哲学体系。其主要观念有大一统、张三世（认为历史不断在"据乱世—升平世—太平世"之间循环演进）、微言大义等。今文经学家们通过解读《公羊传》，并将其他儒家经典"公羊化"，希望从中开出新的适合当代政治的药方。发展到康有为的《孔子改制考》，俨然已将《公羊传》思想与进化论等维新思想糅合在一起，这种"按着讲"的议政方式也终于与康氏主持的戊戌变法同其升沉，但其主要观点与思想进路，今天仍不乏承袭者，足见其思想的生命力。

① 康有为著：《康子内外篇（外六种）》，中华书局，第159—160页。

其二，认为六经皆孔子所著，并指出今存的《左传》《周礼》等儒家经典不但不是孔子所著或先秦儒者所录，而且是刘歆为了帮助王莽篡汉而伪造的"伪经"，此后的"汉学家"们所治其实都是"伪学"（由于王莽篡汉后建立了新朝，因此又叫作"新学"），这些内容湮灭了孔子思想的精髓，导致了中国政治与文化的黑暗。因此，为了追寻儒学的"原教旨"，就必须废除这些"伪经"，取而代之的当然是《公羊传》等今文经典。这一见解的集大成则是康有为《新学伪经考》。由于康氏的政治影响及其煽动能力，这部不过是错漏百出的钞纂之作，其学术影响今天还昭昭可见。

这个时候，继承了西汉今文经学精神的清代今文学宣告成立了。制度、思想成为他们主要的讨论对象，而文字异同则逐渐变得无足轻重。廖平指出"治经以分今古为大纲，然雅不喜近人专就文字异同言之。……今、古之分，不在异文，明证在前，无俟胪证。"① 这种见解可以代表今文经学家的普遍倾向。

此外，廖平还对《谷梁传》表达了不同寻常的研究兴趣，他的《今古学考》还主张以礼制区分今古文经学，认为今文代表齐学、偏重理想；古文代表鲁学、注意复古，提出以《礼记·王制篇》与《周礼》对比的观点，但却恐怕不能算是今文学家的普遍见解了。② 事实上，今文学家崔适还提出过"谷梁氏亦古文学"的见解，这当然是派别观念先行的产物，与汉代的今古文完全抵触。

在一般的考据学者眼中，《公羊传》既然位居"十三经"之一，体是西汉时代的产物，当然是重要的儒家经典，也是"汉学"的重要构成部分。尽管由于《公羊传》内容缺乏"征实"，不合乎清人看重训诂考据的口味，但研究起来也没什么了不得的。对于早期的公羊学家庄存与、孔广森等人，学界依然按照朴学的标准

---

① 李耀仙主编：《今古学考》卷下，《廖平选集（上）》，巴蜀书社，1998，第90页。

② 值得注意的是，以"礼学"取代"理学"正是乾嘉朴学家以至旨在调和汉宋者的共同见解。

判定其得失，表彰也好，贬低也好，但并没有对他们的"今文"倾向有什么特别的关注。——在此之前，朴学大师戴震就有《改元即位考》三篇，并自许为"倘能如此文字作得数十篇，《春秋》全经之大义举矣"①。近人王重民编《清代文集篇目分类索引》中著录类似篇目不少，可以看出朴学家对《春秋》大义也有一定研究。换句话说，朴学家并非不顾及经学义理的"纯考据"，早期的公羊学家也并没有跳出朴学研究的藩篱。

到了廖平的《今古学考》（成书于1886），朴学大师俞樾高度称许为"不刊之书"，而廖平也诚实地说"俞荫甫先生以《王制》为《公羊》礼，其说是也。"足见所谓的"古文大师"俞樾实际上是今文经学家廖平的先导，这就更可以看出此前的今古文之争并不被清代学人们所承认。太炎在《自述学术次第》中说"经有古、今文，自昔异路；近代诸贤，始则不别，继有专治今文者作，而古文未有专业，此亦其缺陷也"，正反映了这一时期"今古文之争"的本来面目。

有趣的是，即使是刘逢禄等人指出《周礼》《左传》等书是刘歆伪造，似乎也没有造成特别的反响，很少有学者展开反驳，大概学术界是不甚了解乃至认为这是"不入流"的汉学，因而采取"默杀"的手段吧。——特殊情况是在讲学的过程中才会有激烈争论，是因为这与"名教"直接相关，不容"谬种流传"。张之洞曾经严厉批评过今文学家廖平，此事人所共知；此外一事则较少人知：清末著名礼学家张锡恭，笃守郑玄之学，在当时颇有名气。光绪二十四年（1898），张之洞本想延请他来两湖书院任教，因听说张锡恭正教授《公羊传》，立刻作罢，直到十年后才重新延请。张锡恭是典型的朴学经师，并非今文学家，而张之洞如此态度，除当时特定政治环境使然外，也可看出学术中人对"名教"问题

① ［清］段玉裁编：《戴东原先生年谱》，《戴震集》附录，上海古籍出版社，2015，第465页。

的敏感。——在此前一年左右，蒯光典、梁鼎芬等人就因为"文王受命改元称王"的经学话题在两湖书院大打出手，这种"马肝"话题正是朝堂上新、旧党争的缩影。可见，传统经学是很难离开政治诉求而独立存活的。

太炎回首《自述治学》的时候，说"清世《公羊》之学，初不过一二人之好奇"，这个见解虽然是太炎晚年所说，但来概括当时人们对公羊学的看法，也是大体合适的。

直到康有为撰《新学伪经考》，"今古文之争"才引发真正的波澜。这部书虽然署名康有为所著，但其实很大一部分工作都是康门弟子梁启超、陈千秋帮助他整理的，内容则"不是袭自龚自珍、魏源、廖平，便是袭自刘逢禄、陈寿祺、陈乔枞、顾椿三、侯康等的著作"①，此外康有为做的工作，除了进一步的剿袭（廖平就明确指出《新学伪经考》对廖著《知圣篇》的抄袭），则就是"不惜抹杀证据或曲解证据"② 了。《新学伪经考》的广泛流传，主要是还是康有为政治影响的提升使然③，再者又利用了人们的好奇求新心理，与学术本身似乎也无特别关系。从纯学术的角度看，除其有违学术道德外，这无疑是一部结论先行的著作。"欲加之罪，何患无辞"，正可作为本书的写照。

也正是在《新学伪经考》刊行的光绪十七年（1891），章太炎"二十四岁，始分别古今文师说"④ 了。他刻了一枚"刘子政私淑弟子"的印章，用来表达自己的学术旨趣。值得注意的是，此后

137

---

① 朱维铮著：《重评〈新学伪经考〉》，《近代学术导论》，中西书局，2013，第169页。

② 梁启超著：《清代学术概论》，第78页。

③ 朱维铮还指出所谓"各省五缩印三次""奉旨毁板"并无史料依据，应是康有为的自吹自播。而在著述中伪造事实以达到政治宣传之目的，正是康有为的拿手好戏，还可参看茅海建《我史鉴注》《戊戌变法史事考二集》等著的相关研究。

④ 《章太炎年谱长编（增订本）》，第16页。

自称为"刘子政之绍述者"①、高度推崇刘歆的章太炎,这个时候有志于追寻的是"今文派"刘向的学问。事实上,太炎应该并不很清楚刘向、刘歆父子的学术差别,对于汉代经学的"家法"也没什么特别深刻的理解。——诚然太炎早年"《易》则主费氏家法,而不喜三家之说"②,已能对汉学下一番去取抉择的功夫,但正如太炎在《自定年谱》中说的那样,"从俞先生游,转益精审,然终未窥大体",这大抵正指其"古文经学"立场而言。

几年后,太炎在编纂《七略别录佚文征》的时候,还把《别录》《七略》看作是刘氏父子的共同工作。——考虑到其后身《汉书·艺文志》的特殊学术史地位,这当然代表太炎理解的师说并不与今文派学者们一样。

据《俞曲园先生日记残稿》记载,光绪十八年二月十六日,姚子梅曾过访俞樾,且以所购《新学伪经考》相赠③,《新学伪经考》流入诂经精舍,倒是颇具时效性的了。后来康有为又曾在杭州与俞樾见面,俞樾回来后笑着对太炎说:"尔自言私淑刘子骏,是子专与刘氏为敌,正如冰炭矣!"大概就是在这个时候,太炎逐渐升起了与今文经学家们针锋相对的念头。

俞樾本人对今古文尤甚偏见,他虽然是知名的朴学家,但受到今文家宋翔凤的影响,往往"颇右公羊",推崇"学无常师,左右采获,深疾守家法、违实录者"④,持一种包容兼收的见解。据《俞曲园先生日记残稿》,俞樾认为康有为"未免武断",而又觉得"所论似正,然亦一家之说",给予了有限度的称赞。太炎的另一位老师谭献也治今文经学。谭献宗法常州派,深受庄存与的影响,

---

① 《与刘师培》,《章太炎书信集》,第78页。

② 沈瓞民:《记凤凰山馆论学》,《章太炎年谱长编(增订本)》,第29页。

③ [清]俞樾著:《俞曲园先生日记残稿》,江苏省立苏州图书馆校印,1940,第2页。

④ 《俞先生传》,《太炎文录初编》,第217页。

对太炎的见解大概也有一定的影响。太炎身边的好友夏曾佑笃好《公羊传》《齐诗》，料来与太炎多有辩论，太炎认为他"诡诞"，并不相信。

不过，也正是由于太炎身边师友的公羊学背景，使得太炎不自觉地接受了许多相关的见解，而他逐渐地将其慢慢剥去，逐渐形成自己的一家之言。这个过程并不是"家法不纯"，而是"实事求是"的方法已经超越了家法，正如他对刘师培说的那样，"鸿儒通人本与儒者有别"①。《春秋左传读》就是在这个过程中写作的。

《春秋左传读》的撰写始于光绪十七年（1891），终于光绪二十二年（1896），是太炎在这五年求学过程中逐渐攒成的学术笔记，今存札记九卷，共九百条。他开始取名为《春秋左传杂记》，意思是"所见辄录，不随经文编次"，是按写作时间随意排序的——到整理《章太炎全集》的时候，按照太炎的愿望重新按经文顺序加以编次，但依然保留了原来的卷数，这对于读者来说是十分方便的。本书后来改名为《春秋左传读》，是希望绅取《左传》中之微言与大义的意思。从内容看，包括解读《左传》的字、词、文义，考据人物、制度、名物，及探讨写作的体例与思想等，还有一些尝试会通三传义例的论述。由于写作时间正逢太炎经学思想的转折点，里面表现出多个流派的思想成分，正是他摇摆不定的表现。而这些不统一的内容，大概也就是太炎欲重新删订而终未完成的文本。这些驳杂的内容，正是我们理解太炎经学思想历程的最好材料。

太炎在撰写札记的时期，虽然以《左传》为研究中心，但对《公羊传》的经义多有称许。如本书卷一收录《立素王之法》《元年春王正月》《公羊以隐公为受命王》等篇，内容都是认为《左传》与《公羊传》的解释一致。直到笔记写到第五卷《郑伯克

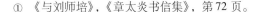

① 《与刘师培》，《章太炎书信集》，第72页。

段》篇的时候，太炎还"知《公羊》家为汉制法之说非无据也"①，他的收入《诂经精舍课艺》第八集的《子畏于匡章辨韩李笔解说》也明确地讲"夫子损益三统""素王"②一类的话。这些见解表明太炎早年并不否定《公羊传》的内容与结论，还是将其当作"汉学"的重要文本来研读、引用。

光绪二十四年（1897），太炎在给谭献的一封书信中提到了与康党在政治上的冰炭之势。太炎在信里接着说，他已经发现《新学伪经考》的几十处错误，已经写了反驳意见，将会逐渐续成。他并将这些驳议文章发给朴学大师孙诒让，孙氏在复信中对年轻的太炎说，《新学伪经考》这种级别的著作经不住时间的考验，"安用辩难"。太炎接受了孙诒让的看法，将这些文字收藏起来，接着向真正具有学术性的今文学论著展开冲击。

到光绪二十五年（1899），太炎撰《今古文辨义》，向今文经学家廖平宣战，算是他正式公开参与论辩的开始。在这篇文章中，他引经据典，从文献源流、经学师法的角度出发，批评了廖平"六经皆孔子所撰""今文重师承，古文重训诂"等若干见解。但太炎的批评仅限于学术讨论，不涉及任何门户之见，这与《翼教丛编》中叶德辉等保守派的取向是不同的。——事实上，太炎的《翼教丛编书后》对守旧经师的批驳实际上更加严厉，更特别指斥《翼教丛编》将学术研究与政治态度糅杂起来的学风。在学术面前，"敌人的敌人"并不是朋友。

太炎《今古文辨义》的总体态度是"廖氏识见卓绝处，亦正其差池处""知其精勤虚受"，对廖平的正反两面都有比较稳健的评价。

太炎在文章中还暗示今文经学家中有"卤莽狂詙者"，很可能就是在指康有为。但太炎虽然早已与康党斗殴乃至分道扬镳，但

140

---

① 《春秋左传读》，第 52 页。
② 《诂经札记》，第 314 页。

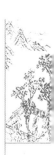

他仍在《翼教丛编书后》中特别为康有为说话，指出疑经古已有之，而且颇有道理，并不应该归罪于康有为。他更明确反对因学术分歧而彻底否定康有为的人品及其变法政见，这与当时的一般反对思潮有着明确的分野。

换句话说，太炎这时候还依然是"反贪官不反皇帝"，只批评今文派的某些错误观点，对今文经本身并没有什么特别意见。从正面角度说，这时候太炎与他的老师俞樾一样，治学能够"左右采获"，没有门户之见。但在反对派的观点眼中，甚至可以说，太炎的《左传》学还依然被当时流行的《公羊》学所控制。他的《客帝论》依然谈论"素王"等《公羊》学观念。他说"昔者《春秋》以元统天，而以春王为文王。文王孰谓？则王愆期以为仲尼是已。"①——此外，《訄书》初稿本中接受公羊学观念的地方比比皆是，这里不详细引述了。

也就是说，现在也还没有什么所谓的"古文经学派"，不但太炎本人并无此见解，而他也没有找到以前的理论资源借鉴，以他的见解，清代是"古文者未有专业"的。而太炎此前所谓的"分别今古文经说"，至多是开始研究汉学"家法"的表现，与后来的古文经学应该也不是一回事。而且，立足于综合研究的太炎，其"分别师法"当然不是"排斥异己"的意思。

而太炎这时候的观念，是认为《春秋》义例当以《左传》为本。与廖平"不如并《左氏》而进之"，认为今文学不当放弃《左传》相比，太炎大抵是认为以《左传》为本也不该完全放弃今文经传——比如他高度重视《春秋》中的"华夷之辨"，这当然代表了对《公羊传》义理的部分认同。太炎的"《公羊》家未尝拒绝《左氏》"②，是他坚守终生未变的见解。相比起来，廖平、章太炎两人所尊经典不同，但其前提和大致思路则有不少近似之处。

① 《訄书（初刻本）》，第65页。
② 《春秋左氏疑义答问》，第278页。

如果遇到某些后来的"古文经学家",太炎怕是会站在廖平等人的一面,"兄弟阋于墙外御其侮"吧。

至光绪三十年(1904)左右,太炎的经学观又出现一番彻底的变化,其开端大抵是《訄书》修订本中所收的《订孔》《清儒》等文(这些文章后来又在修订后再次收入《检论》),大致完成的表现是光绪三十四年(1908)前后《原经》《明解故》等文章的写作,这些文章收入了太炎的《国故论衡》中。直到太炎晚年《春秋左氏疑义答问》的完成,这基本上成为他持之不变的学术定论。

《原经》《明解故》后来均收入《国故论衡》卷中,对儒经性质与孔子的地位都有着颠覆式的观点。

对何为"经",太炎从历史出发加以一番梳理,指出经最初只不过是丝线的意思,后来引申出书的含义,并无特别意涵。至于将"经"推重为儒门圣典,则是很后起的意义了。这与李源澄《经学通论》"经学之经,以常法为正解,不必求经字之本义"恰好代表了学术方法的两个面向。

李源澄代表的是传统经学的研究路数,即先用当下的眼光衡定何为"经学",然后以此为标准上溯,直至合乎定义的"经学源头"为止。在定义范围以外的"经学",就完全不在考虑之中。而太炎则以"经"作为一种客观现象,以研究其发展轨迹,至于是否合乎今人先验的理解,则不在考虑范围之内。两者的差别,实际近乎"经学"与"史学"之别。——事实上,这种情况在现代学术中屡见不鲜,包括哲学、文学等学科至今还不能摆脱相同的阴影,从而导致许多论述只能是"各适其适"的一孔之见。不过,"瓶子"与"酒"本来就是两种物品,想用一套标准、一种方法加以彻底地解决,恐怕也是不太现实的吧。

今文经学家认为六经皆孔子删述而成,用来表达改革变法的愿望,即"素王制法"。对此,太炎最初也是表示认同的,只是对"制法"的具体所指理解有差别。但到了《原经》等篇以后,太炎的观念就来了一百八十度的大转弯,他说:

> 仲尼称素王者，自后生号之……言《春秋》者，载其行事，宪章文武，下遵时王，惩恶而劝善，有之矣，制法何与哉！（《国故论衡·原经》）

> 六经皆史之方，治之则明其行事，识其时制，通其故言，是以贵古文。（《国故论衡·明解故下》）

> 传经者复称儒，即与私名之儒淆乱。（《国故论衡·原儒》）①

在这里，太炎指出了几个重要问题：

第一，六经是孔子对官书的整理，是先王陈迹的记录；同时，亦是中国史学乃至中国学术的开始。《春秋》是孔子的历史学。太炎推许章学诚的"六经皆史"说，比之为"简直是拨开云雾见青天"②。对于章学诚的见解究竟何指，是拓展经学抑或反动经学，学界还有所争议。我们只说太炎在此基础上的发挥——孔子撰《春秋》是修撰了一部兼有体例、文采、思想、考证的史学著作。通过这部史著的修撰，民族精神与历史因而得以保存。由于以史学为基础理解经书，所以六经也就更多的是与"主观之学"（诸子学）相对应的"客观之学"了（《周易》则是例外）③。方法而言，太炎主张用朴学方法解释经学原典，不认同随意发挥的解经方式，即"依准明文，不依准家法"④。

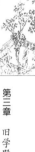

143

---

① 这里的"私名之儒"，太炎在上文指出即是《汉书·艺文志》"儒家者流，盖出于司徒之官。助人君，顺阴阳，明教化者也。游文于六经之中，留意于仁义之际。祖述尧、舜，宪章文、武，宗师仲尼，以重其言，于道最为高"的政治思想者与实践家。

② 章太炎：《经的大意》，《章太炎讲演集》，第71页。

③ 太炎的《周易》学在其经学中较为特殊，他采用小学、佛学、历史学等多种方法阐释《周易》义理，多有创见，与他研治其他诸经的方法不同，盖因他把《周易》当作一部哲学书来看，故亦属于"主观之学"的范围内。

④ 《明解故下》，《国故论衡》，第74页。

第二，今文经学的"素王制法"说不能成立。太炎指出，"素王"本有其他意义，以为"素"就有"制法"的意义，有许多辩驳的反例。"素王"用以专指孔子是后人追奉，而且起源也较晚，不足依据。太炎严厉地指出，所谓公羊家"为汉制法"的说法也很荒谬。因此，董仲舒以来今文经学家的理解并不能代表孔子的真实面目，甚至连《公羊传》都没有真正读懂。

第三，经师与儒生有分别，不能归为同类。太炎指出，儒家是诸子学之一，是一套可以付诸实践的政治哲学，代表人物是孟子、荀子等人，代表思想有仁义、礼治等，理想是将自己的政治思想付诸实行。而经师则是专门研究经学的学者，旨在用史学的方法整理、实践礼乐，研究、解释经学遗文等。儒家注重于致用，而经师则注重于求是。太炎认为，两者之间有着明确的分野，不应淆乱。——说经的经师中，"古文家"的路数近于史学；而"五经家"（汉今文学家）欲综合经学、儒学两方面，其实不过是"本末兼陨""厉于天下"的祸国者。这当然是将汉代的董仲舒与清代的康有为一并否定了。

我们认为，如果为这一时期的太炎经学思想作一简单的界定，那么可以这样概括：

第一，太炎认为今文经学家的研究是极为荒谬的，正确的方法是用史学的方法认识经学，并称之为"古文经学"。太炎指出，孔子及其所作的《春秋》是"良史"的表现，因此要用史学的方法加以研究。他并认为"六艺，史也"，要用史学研究方法研究一切经书，而抛弃经学义例空言的旧法。如此，用附会方法建构思想体系的今文学当然不能得到太炎的任何好感。

以这种眼光看，太炎认为"孔子死，名实足以伉者，汉之刘歆"[1]，从文献保存的角度高度推崇刘歆的贡献，这与他早年的思想观念是一脉相承的。用宗教的语言说，这就相当于是解构了经

---

① 《訄书（重订本）·订孔》，第133页。

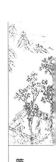

学的"圣教量"。但值得注意的是，太炎是认为六经为传统意义上的史者，因此仍不否定其中的义例、思想等方面，这与单纯用史料方法解经的现代学者依然存在差别。而认为这套学问是可以追溯到汉代的"古文经学"，也是针对"今文经学"而发的特定之词，同时还是某种意义上的"托古"表现，不能不加甄别地相信。——太炎那位"叛变"了的弟子钱玄同就尖锐地指出："或谓'六经皆史'系古文说，这是完全错误的。刘歆诸人何尝说过什么'六经皆史'！为此说者，殆因章太炎师亦云'六经皆史'之故。"[①]

第二，太炎认为要彻底地从历史上区分经学与儒学，前者为客观之学，后者为主观之学；前者为官方书典，后者为私家学说。他将孔子的经学成就与儒学成就分开来看待，并认为"《孟子》故儒家，宜出。唯《孝经》、《论语》，《七略》入之六艺，使专为一种，亦以尊圣泰甚，徇其时俗。……二书故不为经，宜隶《论语》儒家，出《孝经》使傅《礼记》通论。即十三经者当财减也。"[②]太炎指出"十三经"中应该将《孟子》《论语》《孝经》等属于诸子略儒家类的书去掉。这是比较合乎实际的。他并一度特别指出孟子、荀子在思想上已经超越了孔子，只是因为尊重才称许孔子，这个见解当然更是古代学者所不敢说的。诚然，太炎后来又改口说"以庄证孔，知其阶位卓绝"，但这是出于自由思考而非尊圣法古的所得，而且他用庄子与佛学理解孔子，本质上就是只把孔子当作一个研究对象，与以前把孔子当作圣人去崇拜，也已经全不同了。——相形之下，康有为的"孔教"在观念上更为"近古"[③]，而太炎则只是在做思想家的工作了。

---

① 钱玄同：《左氏春秋考证书后》，《古史辨》第五册上编，第11页。

② 《訄书（重订本）·清儒》，第159—160页。

③ 如梁启超在《新史学》中依然提出"孔子为我国至圣，纪之使人起尊崇教主之意，爱国思想亦油然而生"，这里讲"孔教"绝不是一个学术问题，而是政治问题了。

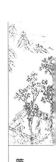

通过上述的考索，我们可以说，太炎真正确立起"古文经学"的观念，经历了一个比较长的过程，而且其中多有反复。太炎的古文经学观念似乎在光绪三十年（1904）《訄书》（重订本）中基本具备了，但他光绪三十四年（1908）前后成书的《刘子政左氏说》除不够精审外，还"犹从贾素王立法义"，并未彻底脱去今文经学的影响。而且据钱玄同《与顾起潜书》中所云，此书"定稿于丙午、丁未间，在此书之后十余年，前后见解大异，故此书久为先师所废弃矣"[1]，那么太炎彻底放弃今文经说，似乎时间是比一般人之想象还要晚的。

而他的这一套古文经学观，虽然不少见解已有人提出过，但从体系上可以说是前无古人的。——"六经皆史"说的代表人物为章学诚，但他是以史学家身份反对清代汉学，本身在经学也无特别造诣，与经学家章太炎重构经学的立场尚有区别。之所以能"前无古人"，一方面与太炎所处的时代背景及其学术理念密切相关，另一方面也是经学本身的性质使然。如前文所述，区别于"经的研究"的"经学"，旨在对"永恒真理"的解读与阐发，目孔子及经书为先验的权威，这当然是不能用客观学术标准衡量的。所以，人炎把经书看作史学研究的对象，这套"古文经学"虽然仍以"经学"自许，但本质上是反经学的，当然不会被前代的经学家所提出。而在太炎之后，经学已经被新文化派们目为腐朽没落的代名词。因此，虽然部分地承用太炎的意见，但却不会接受其延续传统经学的那一面。——所谓"大胆地假设，小心地求证"（胡适语）及"古史辨派"的兴起，实际即综合康有为的大胆怀疑与章太炎的史学探讨而成。所以几乎可以说，太炎既是古文经学的创始者，又是古文经学的终结人。

一套学术思想体系如果想要自立，那就必然有大量扎实的具

① 钱玄同：《与顾起潜书》，《制言》第五十期，转引自《刘子政左氏说》校点后记，第241页。

体研究成果作为支撑，否则就只能是无根之木、无源之水。与太炎上述经学观同时演进的，则是太炎的经学研究。

《春秋左传读叙录》的撰写，证明着太炎的经学研究到达了新的高度，即有系统地、有针对性地反驳今文学家的意见，也是太炎平生的大制作之一。这篇文章1907年发表于《国粹学报》，专门对刘逢禄《左氏春秋考证》卷二《后证》加以逐段批驳，以为《左传》文本、授受皆有所本，不能认为是伪书。此后，太炎又撰写《驳箴膏肓评》，继续针对刘逢禄的《箴膏肓评》，力言《左传》义例的可靠性。

在《春秋左传读叙录》中，太炎将刘逢禄的见解打碎开来，广征文献，逐条加以仔细辨析，这种批判方法对看似宏大却实际空疏的今文经说是强有力的打击，也体现出太炎学术已经颇具条理性，功力也颇为深湛，因此才能在论证中游刃有余。

值得特别注意的是，太炎在《春秋左传读叙录》中并提出"名为云者，以董生治《公羊》，非真能明《春秋》也"[1]，批评董仲舒等《公羊》学家治学的诞妄；也批评《公羊传》本文"诈谖诬罔，诡更正文"[2]，已经从实际例证出发，开始展开对《公羊传》的批评。在此之后，钱穆撰写《刘向歆父子年谱》，进一步用历史考据方法驳斥今文家"新学伪经"之说，成为解决今古文之争问题的重要文献。而溯其渊源，可以发现与太炎《春秋左传读叙录》考据《左传》师传的筚路蓝缕密切相关。

太炎晚年所作的《春秋左氏疑义答问》五卷，篇幅并不大，但却算是他研究《左传》的晚年定论，也是他"三十年精力所聚之书"[3]。这部书最核心的观点是认为"孔子作《春秋》，因鲁史旧文而有所治定；其治定未尽者，专付丘明，使为之《传》，《传》

147

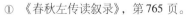

① 《春秋左传读叙录》，第765页。
② 《春秋左传读叙录》，第776页。
③ 《与吴承仕》，《章太炎书信集》，第360页。

虽撰自丘明，而作《传》之旨悉本孔子"①。太炎认为孔子不仅修了作为纲目的《春秋》，还指导左丘明修撰内容翔实的《左传》，两者共同代表了孔子的史学精神，必须合而参之。——从另一面看，"《经》亦自有丘明之笔矣"②，那么孔子与左丘明的关系简直类似于今天的"第一作者""第二作者"了。同时，太炎还指出，孔子"修"《春秋经》实际上仅仅是特别处理了"旧史之事状审核而义法或失者"，也就是并没有修改内容，只是在写作体例和用字上略略作了调整，而这番调整也是按照当时史官记事的要求，并不算孔子的私人意见。——对此，曾有元末明初经学家赵汸以"辞从主人"之说加以总结。而孔子所知道的史事和意见，就都由左丘明负责写在《左传》中。

这个见解是很有震撼力的。

其实，"孔子修《春秋》""左丘明修《左传》""《左传》最能反映《春秋》思想""孔子与左丘明共同观书于周史""《春秋》是当时官书"等见解，过去均有或多或少被后人接受的文献记载，但将这些话题联系在一起，推出新的结论，却是太炎的独特创造，即以目前来看，似乎尝试向这一层展开推理的人也很少，足见其思想之"前卫"。

太炎的这一见解实际上没有太多史料支持——这个话题本身就因缺乏史料才聚讼纷纭，其立论的核心理由在于两书的体例相辅相成，因此才尝试弥缝史料以支持己方立说。因此，论证体例问题实际上成为太炎本书的核心。太炎的主要工作在于两个方面，即论证《左传》体例合于《春秋》，以及论证《公羊传》《谷梁传》的体例不合于《春秋》——他严厉地说"《左氏》凡例与诸书法，绝异于《公羊》"③。对于《公羊传》最具代表性的将"元

① 黄侃：《书后》，《春秋左氏疑义答问》，第 379 页。
② 《春秋左氏疑义答问》，第 272 页。
③ 《春秋左氏疑义答问》，第 279 页。

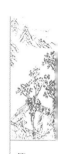

年""王周"等词解释为"通三统"的微言大义，太炎明确指出这不过是"人君嗣服之常称"，只是惯例而已，没什么特别的含义。他不但引用了大量文献材料加以论说，还特别指出"追观周代彝器"也是如此，足见晚年的太炎确实注重左右采获，对经过他甄别认为可靠的金石资料也能善加利用。

对于《左传》的义例，太炎似乎并无全面归纳的兴趣。相反，对于尝试建立"五十凡例"的杜预，他倒是不乏批驳之辞。太炎对凡例的见解是"褒贬本无成格""功罪当视其事，而不豫规书法以定之"①，正所谓"直尔守文，何义可说"。在他看来，《左传》的本质是史学的，因此应该用史家的眼光理解其中史法、政治的书写，经学家的那套解经办法已经走不通了。可以看出，学术大成后的太炎的经学研究，正是在尝试将经学真正地归入史学的范畴中，这与此前以经学方法治史的"六经皆史"文字虽同，本质却已经有了质的差异。这正是传统学者与现代考据学者的差异。钱穆认为太炎学术的精神在于史学，正是基于此而立论。此时的太炎，已经从经学家而变成史学家了。

当然，如我们前文反复提到的那样，太炎身处在传统与现代转型的特殊时期，他不能避免地同时表现出旧学与新学的交错与兼容。游走于经学与反经学、订孔与尊孔之间的太炎，学术上仍然存在一些"非科学"亦即传统的侧面。在对六经的研究中，他的《周易》研究可以作为这一方面的代表。但值得注意的是，这种把《周易》看作"世间法"的学术见解，实际上是一种"三教合一"的思路，这与正统经学家独尊六经的门户也是有较大差别的。因此，这个话题将在介绍太炎哲学的时候再作讨论。

---

① 《春秋左氏疑义答问》，第314—315页。

第四章
保守与激进：新文化时期的章学裂变

犹如宗法家族极度看重血缘关系一样，学术宗派也往往特别在意学术意义上的"血缘关系"。师徒代代相传，老师倾囊相授，弟子忠于师说，这种历史感仿佛代表着学术的纯正与高明，妙道似乎也伴随着某种仪式油然而生。更有甚者，这种学统还往往带着权威的力量。老师既然是高明之士，学生自然也是俊彦之才——这种"老子英雄儿好汉"的逻辑如跗骨之蛆，使"尊师重道"的观念数千年流传，而湮没了"重道"的本质往往是"吾爱吾师，吾更爱真理"。

无疑，在传统意义上的师生关系下，师生由相同的价值观和思想行为连接在一起，在老师的言传身教下，学生尊崇、发扬老师的学问，确实与家族血缘关系非常类似。但，如果让这种感情关系影响到关涉"天下之公器"的学术，未免会产生负面效果，使"忠孝"落入"愚忠愚孝"。在感情上永不忘师恩，但在学术上则以真理为尚，这才应该是现代意义上的、学术研究领域中的师生关系。——这，当然与某些江湖艺人的师徒闹剧有本质上的区别。

身处革故鼎新的二十世纪之初，太炎既是最后一批的朴学"学徒"，又是第一批的国学"祖师"，他对于师徒关系的认知与处理，正鲜明地体现出了这个时代的风貌，除给后人留下无数茶余饭后的"话题"之外，也会引起我们的深深思索。

第一节　谢本师：太炎与俞樾的师徒因缘

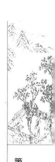

光绪十六年（1890），太炎的父亲章濬去世。在料理完父亲的丧事之后，太炎遵从父亲遗嘱，来到杭州诂经精舍学习，师从当时的山长俞樾，两人的师徒之缘于焉开启。

俞樾（1821—1907），字荫甫，号曲园，浙江德清人氏，是当时著名的朴学大师。俞樾自幼才华出众，尤喜辞章，科举之路也是顺风顺水。道光三十年（1850），俞樾殿试考中第十九名进士，保和殿复试更考为第一名，得有入翰林院任职之荣，更因此而投入阅卷官曾国藩的门下。按当时惯例，试子考中之后，应拜考官为座主，自称门生。这种所谓的师生关系更多是官场上的投靠援引，但也不排除时有真正的道义相交和师生恩情。曾国藩与俞樾，正是这后一种较为纯粹的感情关系。

道光三十年四月十六日，保和殿上，新科进士分列而坐，参加可能决定一生仕途命运的复试。"淡烟疏雨落花天得庄字"一诗为复试题目。"淡烟疏雨落花天"是诗的主题，"得庄字"是对押韵的要求。俞樾的才华在这次考试中得以体现，他起手就吟出"花落春仍在"之句，被曾国藩认为堪与北宋宋祁《落花二首》之名句"将飞更作回风舞，已落犹成半面妆"相提并论，因此擢为第一。这件事在当时颇引起了一番轰动。因俞樾"素不工小楷"，在极度重视卷面整洁程度的科举考试中想必会丢不少"卷面分"，居然能被擢为第一名，虽然并非皇帝钦点的状元，也足以令绝大多数进士歆羡了。

"淡烟疏雨落花天"是唐代牟融《陈使君山庄》诗中的名句。这首诗写暮春时节的乡村景象，表达一种闲淡萧散的人生情怀。复试之时正逢四月，此题目可称切近当时风景。取此句以为诗题，要求考生熟知典故。若不知题目出处，下笔当然不着边际。考场诗作，考察的是考生的知识水平与写作基本功，评价标准则以儒家义理为依归。"花落春仍在"一句正是因此被曾国藩赏识，并得到"他日所至，未可量也"①的高度评价。——当年，宋祁这首《落花》诗，也得到了知州夏竦"亦须登严近"的赏识。

看到落花飘零的风景，一般人的第一反应都是感伤，"落花伤春"也因此成为骚客吟咏的永恒话题。前揭宋祁的《落花》诗是这样写的：

> 坠素翻红各自伤，青楼烟雨忍相忘。
> 将飞更作回风舞，已落犹成半面妆。
> 沧海客归珠迸泪，章台人去骨遗香。
> 可能无意传双蝶，尽付芳心与蜜房。

文字上看，此诗"沧海""章台"云云，宗法李商隐，与西昆体的创作倾向一致。但文字背后表露出诗人一往情深而又九死未悔之精神，落花之景、绮靡之情、用世之志尽在其中，却并不道破，使全诗意味更加浓厚。

类似的，在晏殊的《浣溪沙》中，更有"满目山河空念远，落花风雨更伤春"的名句。从文学角度来说，无疑均深刻抒写出人间的别离情绪，倍见感伤；而又表达个人的观照与情怀，体现出诗人的人生境界。但官方的试帖考试，则不能允许个人情感的任意发挥，而要求"温柔敦厚，哀而不伤"，在文采发挥的同时，必须透出符合儒家忠孝思想的人生旨趣。从这个角度判断，俞樾的"花落春仍在"正是绝佳的句子。——与之境界类似的，当然是龚自珍那著名的"落红不是无情物，化作春泥更护花"。落花仿佛隐喻着这个风雨飘摇的时代，而"春仍在"则昭示着诗人理想中的操守和坚持。当然，比起龚自珍的春泥之喻，传说俞樾所写

---

① [清] 俞樾著，张道光、丁凤麟标点：《春在堂随笔》，江苏人民出版社，1984，第1页。

的下句"天时尚艳阳"① 显得熟俗而充满歌功颂德之意。但这是试帖诗体式使然，我们也不必太过苛责了。

曾国藩的知遇之恩让俞樾分外感激，他后来以"春在堂"为斋号，并请曾国藩亲自书写匾额；他的著作集也命名为《春在堂全书》。然而，俞樾这时候的"春在"，又仿佛从感慨时代变为感慨自身命运了。

咸丰五年（1855），俞樾外放河南学政，负责主持科举考试、督查教官学员。但令人意外的是，不过两年时间，俞樾就因"出题荒谬"遭到弹劾，导致被咸丰帝罢官回家，永不叙用。更有甚者，同治年间，浙江学政曾尝试保举俞樾，还因此旧事受到连累，连降四级。

《东华续录》记载弹劾的情况与咸丰帝最后的结论是：

> 河南学政俞樾出题割裂，致令文义难通。据该御史开列，二十题俱系不成句读，荒谬已极。至所称科试郏县童生，文题误出破句，几致罢考。（卷七十三）
>
> 俞樾考政尚严，惟所出题目确有数题，割裂太甚，不成句读。……学政为士林表率，制义代圣贤立言，文理之醇疵，足觇人品之邪正。若命题既上下割裂，甚至不成句读，又安能阐发圣贤义理耶？此于士习文风大有关系……断不可如俞樾之文义难通，几于戏侮圣言，自取咎戾。（卷七十七）

当时科举考试题目范围限于《四书》之内，为避免考生押题取巧，进一步加大考试难度，当时流行一种"截搭题"的出题方式，即截断经书原句出题。这样，考生如不能背诵原文，就根本无法读懂题目。科场之上，考生最惧怕也最痛恨这样的偏怪之题；

---

① 这一下句见于不少后人研究著作中，但我们尚未在较原始的材料中发现出处，姑且存疑。

但考官因《四书》文句有限，难免无题可出，又不得不常出些截搭题。这与"文理之醇疵，足觇人品之邪正"完全扯不上关系，而且在俞樾以前、以后，这种情况都屡见不鲜，足见俞樾的被罢官，其实别有隐情。

对此，从当时开始就流行一种说法，即俞樾的命题触犯了皇帝的忌讳，从而导致如此严厉的责罚。欧阳昱（1838—1904）《见闻琐记》尚称御史曹登庸诬陷俞樾有"君夫人阳货欲"之题，认为俞樾完全冤枉。到稍晚些的蔡云万（1870—?）《蛰存斋笔记》更言之凿凿地说俞樾在考场上出了"君夫人阳货欲""王速出令反""二三子何患乎无君我"三题，并将其归结为狐妖附体所致。此后名流如商衍鎏、包天笑、汪辟疆等人虽不信狐妖之说，但都认为俞樾确实有出题犯忌之举。

平心而论，倘若这三题真是俞樾所出，以清代文网之密，仅仅削官去职，可谓咸丰帝大发慈悲：

"君夫人阳货欲"，截《论语》中《季氏第十六》末句"异邦人称之亦曰君夫人"与《阳货第十七》首句"阳货欲见孔子"而成。然而若单看字曲，显然有影射刺咸丰皇帝与懿妃（后来的慈禧太后）的宫闱阴私之意。

"王速出令反""二三子何患乎无君我"均出自《孟子》，如从字面看，前者意指"王下令造反"，后者则指"无君"而有"我"，皆是想要造反，可谓"大逆不道"。

众所周知，清廷文网严密，士大夫多因笔墨疏忽而无妄受害，乃至祸及子孙亲友。乾隆以后文网虽稍微放宽，但读书人仍战战兢兢，不敢丝毫大意。俞樾身处"体制内"，怎么敢如此掉以轻心，出这种肯定会掉脑袋的题目？倘若真如此不慎，清廷又怎会轻轻放过他？足见，这只是坊间传言，并无真凭实据。——蔡云万就坦率地说"奏参原折既未之得见"，所述只是"传闻所得"。

其实，曹登庸的奏折也并未涉及上述三个题目：

其出题非割裂不通，即嬉笑怒骂。科试郏县文童，题目先出"然则文王不足法与"……其科试武陟县文童，题系"苟为无本七"；科试修武县文童，题系"王知夫苗乎七"；科试林县文童，题系"户求水"。如此类题，不胜枚举……①

虽然曹登庸整理的另一份试题清单至今未见，但相信奏折中当已包含最有力的攻击武器。——曹登庸上奏称俞樾举止轻浮、欺侮考生、勒索贿赂，这些全无实据的诬陷不久全被推翻，而曹奏的不足信据也由此可见。倘俞樾真有触犯政治忌讳的考题，曹登庸在奏折中又岂能避而不谈。奏折中所列题目至多只是刻意求偏求怪，而坊间传闻似乎也可不攻自破。

但即使如此，俞樾还是未能避免罢官的命运。咸丰帝上谕称"业经革职，着毋庸议"，更多是一种维持现状的意思。俞樾虽然未犯大过，但确是"戏侮圣言，自取咎戾"，这种标新立异之举损害了官方意识形态的神圣性，皇帝也乐得借此杀一儆百。

据於梅舫指出，此案的余波引起陈澧对科考改良的讨论，更激发出《科场议》"故朱子谓'时文为经学之贼，文字之妖'。其割裂出题，则经学贼中之贼，文字妖中之妖也"②的严厉批评。

而俞樾晚年回思，认为这是自己"以防弊为主"所致，更有"力除萧艾求兰蕙，此事当年过用心"③之语，足见其耿耿于怀而又不敢明说的委曲心态，似乎将怨恨完全投在曹登庸的身上。因得罪人而受恶意弹劾，最终导致丢官，这种可能性是比较高的。

---

① 国家第一历史档案馆所藏"录副奏折"，转引自马丽敏《俞樾罢官考论》，《明清文学与文献（第一辑）》，黑龙江大学出版社，2012年版，第359页。

② ［清］陈澧著：《科场议》，《东塾读书记（外一种）》，生活·读书·新知三联书店，1998，第351页。

③ ［清］俞樾著：《曲园自述诗》，《春在堂全书》，凤凰出版社，2010，第7册，第625页。

俞樾对罢官之事从未明确提起过，这件事是否还别有内情，他是否了解陈澧的批评，我们都不得而知了。——於梅舫指出"若诛心而论，不无回护其因避免录旧之弊而出题割裂之举"①，这一见解或许可以引发我们的进一步思考。

俞樾的罢官，似乎与他诗中"花落"的意象形成映照，"洵符花落之讥矣"。而"春仍在"也仿佛在现实中找到对应，那就是厚重的五百卷《春在堂全书》，正是他官场失意之后攀登学术高峰的体现。曾国藩戏言，自己的门生中"李少荃拼命做官，俞荫甫拼命著书"，取俞樾与李鸿章相提并论，足见推重。而俞樾最终以学者之名流芳后世，比起苦苦撑持朝纲却屡遭骂名的李鸿章来，未始不是一种幸运。

俞樾的"花落"，使他的人生轨迹彻底改变。但"截搭题"中显示出俞氏好标新立异的个性，似乎并未在他的身上完全消失。

三十八岁那年，寓居苏州的俞樾读到了王念孙、王引之父子的学术著作，一见心折，"遂有意治经"。不过五年时间，俞樾就完成《群经平议》五十卷，作为《经义述闻》的后续之作。仅论成书之速、之多，就可看出深厚的学问功力与敏锐问题意识。此后，俞樾又陆续完成《诸子平议》五十卷、《茶香室经说》十八卷、《古书疑义举例》七卷等学术著作，还留下《小浮梅闲话》《右台仙馆笔记》《茶香室丛钞》《九九消夏录》等笔记杂著，甚至还将通俗小说《三侠五义》增订修改为《七侠五义》，足见其兴趣广泛、精力旺盛。

章太炎在《俞先生传》中评价乃师的学问说：

> 治群经，不如《述闻》谛，诸子乃与《杂志》抗衡。及
> 为《古书疑义举例》，察理，疏殊比昔，牙角才见，紬为科

---

① 於梅舫：《陈澧撰写〈科场议〉之立场、缘起及用意》，《近代史研究》，2015 年第 2 期，第 135 页。

条，五寸之榘，极巧以，尽天下之方，视《经传释词》，益恢
郭矣！

章太炎认为，俞樾的《群经平议》略逊于《经义述闻》；然
《诸子平议》则可与《读书杂志》抗衡。俞樾这两部著作都是直接
模仿王氏父子的研究方法，因此卓有成效。《诸子平议》校证管
子、晏子、老子、墨子、荀子、列子、庄子、商子、韩非子、吕
氏春秋、董仲舒、贾子、淮南子、扬雄十五部书，较《读书杂志》
范围为广（《读书杂志》研究九种典籍，其中仅管子、晏子、墨
子、荀子、淮南子五部子书）。不过若客观而论，俞樾虽然在方法
和成果上都足以继武王氏父子，其本人也是当时朴学的一时之选，
"蔚然为东南大师"①，但他的学术水准较之王氏父子还是略逊一筹
的。其理由大抵有二：

其一，引证而言，王氏父子极善归纳，往往一则考据中引文
达数十条，说服力极强，亦可以看出深厚的学术功底。相比起来，
俞樾有时依据孤证立说，虽然未必无理，但总觉不够令人信服。

其二，结论而言，俞樾往往有"增字解经"之病，生出不少
穿凿附会的解释。对此，后来学者已有若干批评与补正。

至《古书疑义举例》成书，其内容虽不能算极度精审，但学
术史意义则似乎高于上述二书，是因为其学术方法续有突破。梁
启超生动地形容本书的上半部为"古代文法书"，下半部为"校勘
秘诀"②。此后，学者多有效仿宗法。简单说来，俞樾在清代学术
史上无疑允称一流，但他的见解也依然多有错漏，已经被后人所
详细指出。值得注意的是，如果我们完全站在朴学的立场看太炎
的研究，他似乎较老师又等而下之了——俞樾治考据学的特长与

157

---

① 缪荃孙慕录：《翰林院编修俞先生行状》，《续碑传集》卷七十五，文
海出版社。

② 《中国近三百年学术史》，第 238 页。

缺陷，在太炎的身上都有或多或少的投射。

同治七年（1867），俞樾应邀执掌杭州诂经精舍，从此任教三十一年，成为诂经精舍史上主讲时间最长的山长。俞樾出掌诂经精舍之时，正值太平天国战火平息，精舍重建，这也正成为俞樾贯彻自己学术理念，在学术史上留下浓墨重彩一笔的契机。

俞樾的《戊辰岁自苏州紫阳书院移主杭州诂经精舍开课之日偶成二律》诗中就有"六艺微言先诂训，百年著述盛乾嘉""愿与诸生同敏勉，莫抛秋实事春华"之语，其学术旨趣由此可见。精舍之中，俞樾"与精舍诸君子砼砼然抱遗经而究终始……奉许、郑先师栗主，家法所在"，以这样一种看似顽固的方式坚持表达自己的文化立场。但，或许是历史的吊诡吧，就在俞樾写下这篇《诂经精舍第八集序》的时候，似乎能承接其道统衣钵的章太炎投身到革命的大潮中，并终于破门而去，将"叛师"与"尊师"纠缠在一起。

光绪十六年至二十四年（1890—1898），太炎在诂经精舍求学，前后凡为八年。在此过程中编纂的《诂经精舍课艺》第七、第八集，收录的是这几年间经过山长俞樾筛选的优秀论文，太炎在两集中有三十八篇入选，数量在诂经精舍学员中排名第一，足见其成绩的优秀。可惜的是，俞樾与章太炎的"出入八年，相得也"似乎仅限于朴学方面，到了实际政治的领域，师生却终至"道不同不相为谋"的结局……

据说，在光绪庚子、辛丑年（1900—1901）前后，俞樾曾在病中写下九首绝句，题名为《病中呓语》：

> 历观成败与兴衰，福有根由祸有基。不过六十花甲子，酿成天下尽疮痍。

> 无端横议起平民，从此人间事事新。三五纲常收拾起，大家齐作自由人。

> 才喜平权得自由，谁知从此又戈矛。弱者之肉强者食，

膏血成河遍地流。

发奋英雄喜自强，各自提封各连坊。道路不通商断绝，纷纷海客整归装。

大邦齐晋小邦滕，各自提封各自增。郡县穷时封建起，秦皇已废又重兴。

几家玉帛几兵戎，又是春秋战国风。太息斯时无管仲，茫茫杀气几时终。

触斗相争年复年，天心仁爱亦垂怜。六龙一出乾坤定，八百诸侯拜殿前。

人间锦绣似华胥，偃武修文乐有余。壁水桥门兴礼教，山岩野壑访遗书。

张弛从来道似弓，聊将数语示儿童。悠悠二百余年事，都在衰翁一梦中。①

159

九首诗的真伪曾有争议，但既然得到俞樾的曾孙俞平伯承认并亲自抄录，恐怕伪造的概率较低。从鸦片战争至辛丑条约，这六十年正是"不过六十花甲子，酿成大地尽疮痍"之景象。诗中"三五纲常收拾起，大家齐作自由人""才喜平权得自由，谁知从此又戈矛""秦皇已废又重兴"云云，与民国初年史事皆若合符契，正可谓"至诚前知"。而"人间锦绣似华胥，偃武修文乐有余""六龙一出乾坤定，八百诸侯拜殿前"则是诗人对国家未来命运的坚定信心，似乎是认为在百余年间俱可实现。

陈寅恪在《俞曲园先生病中呓语跋》中说道："吾徒今日处身于不夷不惠之间，托命于非驴非马之国，其所遭遇，在此诗第贰第陆首之间，至第柒首所言，则邈不可期，未能留命以相待，亦姑诵之玩之，譬诸遥望海上神山，虽不可即，但知来日尚有此一

---

① 钱仲联主编：《清诗纪事》，江苏古籍出版社，1989 年版，第 10411 页。

境者，未始不可以少纾忧生之念。然而其用心苦矣。"① 陈氏的悲观感慨自然有借题发挥的部分，但"不夷不惠、非驴非马"，无疑是对时代大变局与传统文化衰微的"抱残守缺"，这也同样合乎俞樾的思想观念。在《王观堂先生挽词序》中，陈寅恪亦指出"三纲六纪"作为一种抽象价值，在中国文化中有不可替代的重要意义。事实上，就陈寅恪的一生来看，"三纲六纪"在他的心中甚至高于"独立之精神，自由之思想"。这也是清末民初时期相当一部分知识人的倾向。

相比起俞樾希望用固守的方式为文化续命，年轻的太炎在当时则希望用更西化的手段激发起中国文化的新生。在颠沛流离之际，他渡日本，游台湾，更因此写下了极具冲击力的《訄书》，并坚定了革命的决心。正是在这样的背景下，太炎写下了在传统观念下离经叛道的《谢本师》。"谢"即辞谢，所谓"谢本师"，就是与老师脱离关系的意思，与今天通行的"谢师宴"恰好相反。

在《谢本师》中，太炎说师徒分道扬镳的根源是"以事游台湾"，于是俞樾闻而痛斥：

> 今入异域，背父母陵墓，不孝；讼言索虏之祸毒敷诸夏，与人书指斥乘舆，不忠。不孝不忠，非人类也。小子鸣鼓而攻之可也。

"以事游台湾"当然是隐语，俞樾实际是斥责章太炎避地境外、倡言革命之举是"不忠不孝"，要门下弟子"鸣鼓而攻之"。因此，章太炎对这种见解采取针锋相对的反击，指责俞樾不明"华夷之辨"，不能像全祖望、戴震一样保守民族气节。从此之后，

① 陈寅恪著：《陈寅恪集：寒柳堂集》，生活·读书·新知三联书店，2001，第164页。

师徒反目，俞樾有"曲园无是弟子"① 之说。

然而，这一事件似乎还存不少隐情：

章太炎撰写"谢本师"，似乎应当是有破门而出的主观意涵。但此后太炎每次提及俞樾，仍奉为授业恩师，终生不渝。特别是他在俞樾病逝后曾有一封书信称：

> 今夏见报，知俞先生不禄，向以戆愚，几削门籍，行藏道隔，无由筑场，悬斯心丧，幸在天之灵知我耳。②

过去学者仅注意此句的一个方面，即太炎说自己与俞樾行藏出处不同，因此只得以"心丧"的方式悼念老师。其实此句尚有深意，太炎不仅相信俞樾"在天之灵知我"，更称"几削门籍"。则在太炎眼中，师徒不仅精神相通，现实关系本也没有完全断绝。——"先师任自然"③，大抵在此可见。

这一见解最近也有新的口述材料披露。据俞氏后人口传，当时俞樾、章太炎本无诤辩，太炎发表《谢本师》只是因为自己身为通缉要犯，恐怕株连老师，所以特意避嫌。与之类似的还有章氏家族将太炎"开除出族"之举，都只不过是为避免清廷株连的权宜之计，实际关系并无影响。④ 以我们看来，这种说法一定程度上是可信从的。

但是，俞樾与章太炎虽未曾彻底反目，二人的政治、文化立场并非相同，则也是不容否认的事实。太炎《谢本师》中指责老师"尝仕索虏""授职为伪编修"，语气真是毫不客气，这当然并非单纯的门面话，想来两人的争论应该大致属实。俞樾虽非沉浸

161

第四章　保守与激进：新文化时期的章学裂变

---

① 刘禺生：《世载堂杂忆》，《追忆章太炎》，第 444 页。

② 《与孙诒让》，《章太炎书信集》，第 187 页。

③ 《黄先生传》，《太炎文录初编》，第 221 页。

④ 张宜雷：《章太炎"谢本师"原因又一说》，《中国文化论坛》，2006，第 1 期。

古籍、不谙世事的冬烘先生，但他也绝不可能是太炎那样的激进分子，因此两人的分歧是必然存在的。俞樾关心政治而不懂政治——在他晚年所写的传奇《骊山传》中，西夜国持火器侵略精绝国，国王本想学习西夜国的火器技术以对抗，骊山女却指出应该用盾牌来"以己之长攻敌之短"。这种见解无疑远远落后于时代潮流。俞樾平生议论，最多也不过是"中休西用""西学中源"一类，与太炎已经是迥异。不论在何方面，俞樾都最终归本于乞灵传统，虽意识到时局的危机与变革的重要性，但却实在不能提出有建设性的见解。后人怀疑《病中呓语》非俞樾所作，或许也正是由此而发。而俞樾与太炎的差别如此之大，两人即使依然维持着良好关系，但学术上显然已经彻底地分道扬镳，这也是毋庸讳言的事实。以我们看，倘若俞樾、章太炎曾当面论学，必然每每扞格，而以章太炎的脾气性格，顶撞老师也未尝不可能——在俞樾逝世后，太炎撰《俞先生传》，居然有"然不能忘名位。既博览典籍，下至稗官歌谣，以笔札泛爱人，其文辞瑕适并见，杂流亦时时至门下，此其所短也"的批评，这也是太炎"吾爱吾师，吾更爱真理"的体现之。

章太炎早年转益多师，谭献、黄以周、孙诒让等一时宿儒都对他产生了重要影响。在太炎"谢本师"之后，孙诒让仍支持太炎，对他说：

> 他日为两浙经师之望，发中国音韵、训诂之微，让子出一头地。有敢因汝本师而摧子者，我必尽全力卫子。

于是，太炎集中有"苟漾"之署名，乃是用传统音韵学的"反切法"说"孙诒让"这三个字。有人评价说："太炎又增一本师矣"。①

———————

① 《追忆章太炎》，第444页。

尽管如此，太炎心中最重要的老师当是俞樾无疑。

《俞先生传》除称许俞樾为学审谛，足以抗衡高邮二王之外，在最后的赞中还特别说：

> 浙江朴学晚至，则四明、金华之术蔑之，昌自先生。宾附者，有黄以周、孙诒让。是时先汉师说，已陵夷矣，浙犹彀张，不弛愈缮。不逮一世，新学螺生，灭我圣文，粲而不蝉，非一隅之忧也！

这篇文章中虽夹带有"不能忘名位""其文辞瑕适并见"一类的批评，但终究还是将俞樾的学术推尊到极高的地位，而"新学螺生，灭我圣文"云云，更隐然与俞樾同具文化兴衰之忧慨。这就又仿佛陈寅恪"凡一种文化值衰落之时，为此文化所化之人，必感苦痛，其表现此文化之程量愈宏，则其所受之苦痛亦愈甚；……盖今日之赤县神州值数千年未有之钜劫奇变；劫尽变穷，则此文化精神所凝聚之人，安得不与之共命而同尽"① 的议论了。

另外值得捎带提及的是，曾侍奉过章太炎的陈存仁讲述了这样一个故事：章太炎到杭州后，即带陈存仁等门生到俞樾旧居"曲楼"拜祭。叩门时，由于"曲楼"已数度易主，应门的老妪又语言不通，太炎便以"程门立雪"的精神耐心等待了两个时辰。终于得以入园后，见到"春在堂"匾额，太炎即行三跪九叩大礼，表示对老师的崇敬与怀念。② 据朱维铮考证，章太炎自 1926 年以后未曾涉足过杭州，而陈存仁自述 1928 年才拜太炎为师，这个故事当然纯属虚构，理应辨伪。但因其情节记述绘声绘色，亦可看出时人对太炎人格的想象，自亦有其价值在焉。

① 陈寅恪著：《王观堂先生挽词并序》，《陈寅恪集：诗集（附唐筼诗存）》，生活·读书·新知三联书店，2001，第 12—13 页。

② 陈存仁：《师事国学大师章太炎》，《追忆章太炎》，第 257—258 页。

163

或许是历史的吊诡吧，太炎以离经叛道的"谢本师"引起争议，而在"因果报应"的缠绕之下，太炎门生周作人后来又公开发表一篇《谢本师》，这恐怕也是空前绝后。

1926年，周作人在《语丝》上发表《谢本师》，明言"先生现在似乎已将四十余年来所主张的光复大义抛诸脑后了。我相信我的师不当这样，这样也就不是我的师。先生昔日曾作《谢本师》一文，对于俞曲园先生表示脱离，不意我现今亦不得不谢先生，殊非始料所及。此后先生有何言论，本已与我无复相关，惟本临别赠言之义，敢进忠告，以尽寸心：先生老矣，来日无多，愿善自爱惜令名。"①

当时，太炎正周旋于军阀之间，由于对俄国充满敌意，因此明确发表"反赤言论"，更希望吴佩孚等军阀能效仿曾国藩平定太平天国一样，荡平南方革命势力。从学理的角度看，这仍是太炎民族国家观念的延续；但若投射到实际政治上，这种逆潮而动就显得格外不合时宜。而太炎立足于坚持国粹的保守见解，在当时也已经被新一代看作腐朽落后的象征。正是在这样的背景下，作为新文化运动干将的周作人，乃有再一次的"谢本师"之举。

与太炎对俞樾的《谢本师》相比，这篇文章显得"温柔敦厚"的多，而两人的关系似乎也同样未受影响。周作人事后称自己的文章"与实在情形是不相符合的"②，看来对言论带有悔意。而章太炎似乎不以为意，在北京与周作人等弟子见面时依然照常赴宴照相，并赠给周一幅所书的陶渊明《饮酒》；太炎晚年编《同门录》，虽然全凭记忆，漏略甚多，但周作人却赫然在列，足见师生之情，实在也是终生不渝。

就周作人而言，虽有"师如荒谬，不妨叛之"（鲁迅语）的举

① 周作人著，陈子善、张铁荣编：《周作人集外文》（下册），海南国际新闻出版中心，1995，第118页。

② 周作人：《章太炎的北游》，《追忆章太炎》，第283页。

章太炎：铁血著华章

164

动，但终于还是"虽然有些先哲做过我思想的导师，但真是授过业，启发过我的思想，可以称作我的师者，实在只有先生一人"。这种超越了传统"师道尊严"的师生关系，或许是一种更健康、更值得效法的尊师态度。

章太炎逝世一年之后，抗日战争全面爆发。作为一时文坛领袖的周作人选择留在北京，终于不慎而"甘为倭寇奴狗，认贼作父，大演傀儡戏"[①]，引发了知识界的一场大地震。到 1944 年，号称周门"四大弟子"之一的沈启无因未能如愿升官，转而生恨，化名攻击周作人。周作人愤怒之下发表《破门声明》，将沈氏逐出门墙；而沈氏也以一首名为《你也需要安静》的现代诗表达反击，师徒终成仇雠。与前两次的"谢本师"相比，这就真是一场每况愈下的闹剧了。而从章太炎明为背叛实为保护的《谢本师》，到周作人激于一时意气的《谢本师》，竟至于沈启无投身敌伪吃相难看的"谢本师"，世道之变，似也可看出些端倪了。

第二节　法脉传承：太炎的讲学及其影响

谈论一位学者的学术影响或"江湖地位"，门下诸生的成就似乎是一个重要影响因素。在老师荫庇、教诲学生的同时，学生也正在通过自己的努力为老师赢得更高的地位。门下弟子成就有限，往往会连累老师，使许多优秀的研究方法与精密论述成为广陵绝响。民国学术史上最具影响力的学者是胡适，除其学术方法颇多有新奇夺目处外，傅斯年等学生的拱卫也起到相当重要的作用，足见"学术史"上绝不仅仅只有"学术"。太炎一生多次讲学，桃李满天下，"章门弟子"与太炎一起，守护着学术的发展，在学术史上也熠熠生辉。

---

① 《文摘·战时旬刊》之译者评语，1938 年 10 期。转引自黄开发著：《周作人研究历史与现状》，辽宁人民出版社，2015，第 21 页。

"章门弟了"的数量究竟几何，恐怕是 个难解之谜。 方面，直接材料较为匮乏，太炎晚年编《弟子录》收录"约计五十人左右"，但漏略实在太多，不足为凭。甚至就连黄侃这样的章门大弟子，其拜师的时间、经过也是难考其详。如果仅依靠太炎或其门生的零散追忆，恐怕真的会"挂一漏万"。另一方面，判定何为"章门弟子"的标准较为模糊。因太炎曾多次公开演讲，身旁亦有不少间歇旁听讲学者，如都列为弟子之列，标准就太过泛滥。比如，就我们看来，陈存仁虽侍奉过太炎，但是否可列为太炎弟子，就很可争议——陈氏的许多记述往往夸大其词，恐怕多属招摇撞骗的体现。而即使仅以跟随太炎学习时间较久的为标准，似乎也有些问题：不少弟子在学术上实未继承太炎衣钵，如钱玄同、鲁迅、周作人等虽在各自领域有所成就，但已与太炎学术异趣，是否算作严格意义上的章门弟子，似乎也会造成争议。

对此，本书的方式是略作虚化，不纠缠于"章门弟子"这一具有某种学派意义的名号，而只关注在太炎讲学的过程中，先后曾有哪些学生较系统地跟随学习，又有哪些学生继续发扬了太炎的学术或人格。至于门户之见，实在是不需要过度争论的。而限于篇幅，许多细节亦不得不忍痛割爱了。

太炎的第一次讲学应该是在苏州的东吴大学，时间是光绪二十七年（1901）。这是一所刚刚建立的教会大学，风气较为自由，因此能容纳太炎这样的异端分子。太炎在东吴大学"在讲堂中上下古今，萃精聚神""掌教将一载，时以种族大义训迪诸生，收效甚巨"，虽然受到学生们的欢迎，但因不久引起当地官员的重视，被迫避地而逃，这次讲学也就终止了。

随后太炎又曾任教于上海的爱国学社，时间约在光绪二十九年（1903）。当时，爱国学社与《苏报》关系密切，蔡元培回忆说："与《苏报》订约，每日由学社教员任论说一篇，而《苏报》馆则每月助学社银一百圆以为酬。于是《苏报》馆遂为爱国学社之机关报矣。……是时，爱国学社几为国内惟一之革命机关矣。"[1]
太炎在爱国学社的讲学，也是以倡言革命为根本宗旨。在课堂上，
他以"某某某本纪"为题目，让学生写一篇自传。——"本纪"
虽有"本末原委"之意，但在传统史学中，"本纪"实际即帝王传
记的代名词，取以为作文题目，其"大逆不道"可想而知。在学
生们的作业之中，陶亚魂、柳亚子（当时改名为柳人权）的文章
坦白陈述了过去思想倾向保皇，如今转向革命的历程，引起了太
炎的重视。太炎由这两篇作文想起了自己从改良到革命的思想转
变，专门给两人写信表示鼓励。

在爱国学社，太炎与邹容、张继等人往来甚密，共同宣传革
命思想；而不久《苏报》案发，太炎、邹容等被捕入狱，爱国学
社也随之解散。太炎第一次讲学大抵到此结束，而其影响更多是
在于政治宣传，与后来以学术为主的讲学大为异趣。这个时期跟
随太炎的学生们，此后与太炎的关系多变得疏远，亦向来不被人
们认为是"章门弟子"。

因此，一般说来，人们往往把太炎 1906 年在东京兴办的"国
学讲习会"，当作章氏的第一次真正讲学。这时正是太炎刚刚出狱
东渡之际，七千人在东京翘首欢迎，可见其威望与影响。讲习会
的科目分预科（文法、作文、历史）、本科（文史学、制度学、宋
明理学、内典学）等，可见丰富。太炎刚东渡时长期忙于革命，
虽然有志宣讲国学，但时间不足，似乎仅有单次的演讲，直到
1908 年才系统开课讲学。不过，即使只是讲演，1906 年太炎的
《论诸子学》（发表在《国粹学报》时改名为《诸子学略说》）讲
演也同样引起很大震动。太炎纵论先秦子学九流十家，对其渊源、
特色、弊端均加以探讨，其中多惊世骇俗的见解。若以今天学术
发展的眼光看，当然其中不乏错漏；但如回归到当时的学术背景

① 蔡元培著，崔志海编：《蔡元培自述》，河南人民出版社，2004，第
47 页。

中，就可知道其立论的高远不凡。而全篇闪耀着思想的火花，某种程度上正可与《荀子·非十二子》《庄子·天下》等名篇颉颃。到1908年的系统讲学，主要内容是《说文解字》《庄子》《尔雅疏证》等书，一批年轻的留学生聚集在他的周围，真正意义上的章门弟子从此时开始拜门。

太炎在日本讲学五年，门下弟子约数百人，主要是中国留日学生，其中也偶有来旁听的日本人。黄侃追述称："其授人国学也，以谓国不幸衰亡，学术不绝。民犹有所观感，庶几收硕果之效，有复阳之望，故勤勤恳恳，不惮其劳，弟子至数百人。"①

当时，太炎除讲授大课外，还应邀在寓所为少数学生单独授课，最初讲《说文解字》，后来讲《庄子》等。这些学生中的佼佼者是：黄侃、钱玄同、朱希祖、鲁迅、周作人、龚宝铨、许寿裳、汪东、刘文典等，他们多热心于政治革命和文化改良，后来都成为一时名流俊彦乃至学术大师。也正是在讲学的过程中，奠定太炎学术地位的著作次第完成，这可以说是"教学相长"的典范了。

众弟子对太炎的单独授课印象甚深，多有文字可见：

> 每星期日清晨，前往受业，在一间陋室之内，师生席地而坐，环一小几。先生讲段氏《说文解字注》、郝氏《尔雅义疏》等，神解聪察，精力过人，逐字讲释，滔滔不绝。或则阐明语原，或者推见本字，或则旁证以各处方言，以故新义创见，层出不穷。即有时随便谈天，亦复诙谐间作，妙语解颐。自八时至正午，历四小时毫无休息，真所谓"诲人不倦"。②

太炎对于阔人要发脾气，可是对青年学生却是很好，随

① 黄侃：《太炎先生行事记》，《追忆章太炎》，第17页。
② 许寿裳著：《章炳麟传》。按，许氏的追述在时间细节上小有出入，可参考施晓燕《章太炎东京讲学始末》，《上海鲁迅研究》2015年第1期。

便谈笑，同家人朋友一般。夏天盘膝坐在席上，光着膀子，只穿一件长背心，留着一点泥鳅胡须，笑嘻嘻的讲书。庄谐杂出，看去好像是一尊庙里的哈喇菩萨。中国文字中本来有些素朴的说法，太炎也便笑嘻嘻的加以申明。①

先生还作了一次系统的中国文学史讲解。记得此次是在小石川区先生自己的住宅内讲的。先生手中不拿一本书，一张纸，端坐在日本的榻榻密（地席）上，一口气两三个钟头亹亹而谈。这样大约讲了四个上午，把一部中国文学史讲完了。若是把他说的话记下来，可以不加修改便成一篇很好的白话文章。②

《章太炎学术年谱》精确总结了 1908 年以降太炎讲学的特点为：

（一）有一批比较成熟、比较坚定的学生，他们的国学基础都比较好。

（二）讲学内容专精。章太炎后来曾同忆这次讲学的内容是："中国之小学及历史，此二者，中国独有之学，非共同之学。"

（三）讲学规模不大，而且还辅以师生间更小规模的精讲。

（四）讲学与著书相辅相成。在此期间著成《新方言》《小学答问》《文始》等多种重要著作。由于章太炎对讲学发扬国故非常重视，非常认真；由于当时已臻章太炎学术的成熟期；也由于讲学的上述特点，这时期的讲学收到很好成效，

① 周作人：《民报社听讲》，《追忆章太炎》，第 209 页。
② 任鸿隽：《章太炎先生东京讲学琐记》，《文史资料选辑》94 辑，第 68 页。

为中国培养了一大批优秀学者，而且基本形成了一个学术流派。[①]

这一时期的太炎醉心于讲学，除他本身有浓厚的学者底色外，外在政治环境的恶劣也是原因之一。由于该年《民报》被日本政府封禁，太炎又无力缴纳罚款，只是在弟子们的帮助下才免除服劳役的厄运。当时的太炎"寓庐至数月不举火，日以百钱市麦饼以自度，衣被三年不浣。困厄如此，而德操弥厉"，同时又与孙中山关系不好，看来只得暂时放弃政治活动，专心学术研究了。

武昌起义的消息传到日本后，太炎立刻带弟子们归国，虽然身处繁杂的政治事务之中，仍先后发起国学会、通俗教育研究会、函夏考文苑等组织，旨在提倡学术、推动教育。1913 年初在北京召开的全国读音统一会上，章门弟子朱希祖、许寿裳、鲁迅等共同推广太炎所创的注音符号，赢得大会通过，为乃师又争得声名。而群弟子也同样因太炎而提升了知名度，他们多在北京大学获得教职，成为学界新锐。

但很快袁世凯气焰日益嚣张，随着宋教仁的被刺杀，革命党势力已经完全受到压制。就在孙中山等人纷纷流亡的当口，太炎"时危挺剑入长安"，冒着生命危险进入北京，"以大勋章作扇坠，临总统府之门，大诟袁世凯的包藏祸心"，真是将知识分子的胆气与操守展现得淋漓尽致。袁世凯也慑于社会舆论与太炎的威名，未敢加害，只将太炎软禁起来，直到三年后袁世凯病死，太炎才重获自由。但袁世凯的软禁只禁止太炎出门，饮食起居则极尽优待，太炎的读书写作等日常生活均不受限制。除黄侃、钱玄同、朱希祖、马叙伦等在京的章门弟子纷纷看望外，还特别允许太炎开班讲课，借以使他排遣苦闷。

亦是在这一时期，吴承仕（1884—1939）正式投入太炎门下，

---

① 《章太炎学术年谱》，第 131 页。

使章门又新添一支生力军。太炎《自定年谱》"民国四年"条下称"三月，歙吴承仕絸斋时为司法部佥，好说内典，来就余学"。身为"体制内公务员"的吴承仕，勇于向"反政府"的章太炎求学，可见对学问的好求之深。在学习的过程中，吴承仕将太炎的口述笔记下来，整理为《菿汉微言》，此书集中表达了太炎的哲学思想与学术变迁，价值极高。而吴氏除能与太炎讨论哲学问题之外，在经学、小学等方面也极有建树，成就实不在黄侃之下，二人一度并称"南黄北吴"。吴承仕晚年加入中国共产党，从事抗日救亡活动。他的政治见解虽与老师章太炎水火不容，但两人热爱国家民族、志在救亡图存的精神则并无差别。

1916年，袁世凯病死，"洪宪帝制"的闹剧也破产。太炎终于恢复自由，居于上海。这一时期，章门弟子如朱希祖、钱玄同、黄侃、沈兼士、周作人等均在北京大学执教，俨然形成一种学派。陈以爱指出：

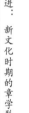

> 1917年以后，北大渐成全国学术中心，而文科自1914年秋季后，即一直以章太炎（炳麟，1869—1936）的弟子为主流，太炎学风遂因此对全国学界持续产生深远的影响。故论者多以为，太炎门生在北大取代桐城派的势力，实是近代学术风气演变的一大交会。①

171

陈氏此说甚为精当。很快，章门弟子在新文化运动中发挥了重要作用，成为学术转捩的中坚力量。尽管如钱玄同、鲁迅一辈弟子提倡新文化、白话文等，吴承仕更在晚年信奉马克思主义，与太炎学术明显异趣；但无可否认的是，太炎是他们学术上的最初导师，而群弟子的革命热情与叛逆精神受益于太炎者亦复不少。

---

① 陈以爱著：《中国现代学术研究机构的兴起——以北京大学研究所国学门为中心的探讨（1922—1927）》，第4页。

因此，章门师弟中不同议论甚多，但大抵都对太炎表极高的尊崇。除周作人"谢本师"而后生悔意外，又如鲁迅虽宣称"以为师如荒谬，不妨叛之"，但终究表示"以后如相见，仍当执礼甚恭"。吴承仕转向马克思主义，被太炎视作叛逆，却依然公开坚持"我的老师不同意我现在走的路，我不会做出他那样的表示（指谢本师——引者）"[①]，而太炎对不同路线虽有轩轾（特别是不满意趋新者），但大体上倾向调和一派，不会因学术差异影响师生私谊。老师的宽容与弟子的尊敬，共同造成了章门的独特风貌，叛师与尊师互相缠绕，纯粹以中国本位和求实精神道义相交，这是一般"门派"所难以容忍的。——诚然，当时不乏"国文系教授仿佛不师承太炎则无发言权，不准登大学讲坛"[②] 的现象，章门某种程度上确属"利益共同体"；但若没有师生的互相理解，那点利益必然早被意气所冲散。

新文化运动以后，随着胡适等新派学者逐渐占登上学术中心舞台，章太炎的学术乃被一般人目为陈旧保守，成为"一代新人换旧人"的箭靶。——尽管新派学者或多或少都受到太炎的影响，但身届耆宿而又转向稳健的太炎，已经不足以再为忌惮求新的年轻学者指明"前进方向"。于是，曾经因"革命"而为人所钦仰的太炎先生，逐渐被新成名的学人看作保守主义的老学究，若想产生西式的、现代化的学术，就非要击倒太炎不可。这同样是近代"以叛师为尊师"的一大注脚。

在斗法过程中，胡适对章太炎的评论最具代表性。1922 年，胡适在《五十年来中国之文学》中如是说：

> 章炳麟在文学上的成绩与失败，都给我们 个教训。他

---

① 张枬：《永难泯灭的记忆》，《吴承仕同志诞生百周年纪念文集》，北京师范大学出版社，1984 年版，第 81 页。

② 臧恺之：《吴检斋先生轶事》，《吴承仕同志诞生百周年纪念文集》，北京师范大学出版社，1984 年版，第 104 页。

172

的成绩使我们知道古文学须有学问与论理做底子，他的失败使我们知道中国文学的改革须向前进，不可回头去；他的失败使我们知道文学"数极而迁，虽才士弗能以为美"，使我们知道那"取千年朽蠹之余，反之正则"的盛业是永永不可能的了！①

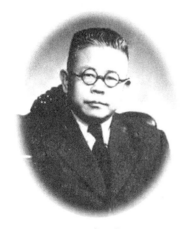

傅斯年

这里虽是讨论章太炎的文学创作，但追求改革"前进"，反对任何形式的"倒退"，则是新学者们一贯的见解，学术也并无例外。换句话说，胡适尽管对太炎颇有称许，但实际上是将太炎归为"传统"一流。而传统在新派的眼中则是必死之物，尽管尚有精华，但必须经过"整理""再造"方有价值可言。于是上述对太炎的称赞，无异于一种批评：尽管太炎的《国故论衡》是两千年来罕有的"有组织的著作"，但终究已经是历史的"过去式"。短短十余年间，太炎在学术界地位的逐渐下降，也由此可见。

173

然而，俗所谓章太炎的学术保守绝不可简单目为"晚入颓唐"——以传统学术方法而论，太炎的立论仍多"新"意，只是他认为应依学理为准，反对过度求新，故而遭到多方扎评。实际上，"新""旧"本无绝对的优劣，一切应凭学理衡定。但在那个特殊的年代，学理已经相当程度上让步于"政治正确"，章太炎的落伍更多是因为"不时髦"而非"不正确"。因此，这些话题也就只能留待后人评说了。

---

① 胡适著：《胡适古典文学研究论集》，上海古籍出版社，2013，第114页。

与胡适不满于太炎相同，太炎对胡适一派多学问也多持批评态度。他曾专门致书章士钊，明确批评胡适治《墨子》在认识论上有疏失，其最大问题是不能分辨研究经学与研究诸子学的差别，胡适的所谓"整理"在太炎眼中至多是"初步"的学问。而胡适等人提倡通俗文学与白话文，批判旧籍为化石，更是太炎的矛头所向。太炎批评说：

> 今国学所以不振者三：一曰，毗陵之学反对古文传记也；二曰，南海康氏之徒以史书为账簿也；三曰，新学之徒以一切旧籍为不足观也。有是三者，祸几于秦皇焚书矣。[1]

在此背景之下，太炎在新文化运动以后的讲学，似乎饶有深意：在竞赶时髦的学界大环境下，太炎仍独抱其"旧"学问，希望以此与"新"风尚再角高下。尽管时势已易，太炎讲学的影响力远不能抗衡"一代新人"，但讲习的过程与成果仍有不少值得书及的内容。我们仅择其较要者做一番介绍。

1922 年的上海讲学。在该年的 4 月 1 日至 6 月 17 日，太炎应江苏省教育会的邀请，在上海讲授国学，每周一次，共为十讲。

这次讲演，《申报》予以大篇幅的报道与宣传，又有专人整理记录，在当时影响不小。据《申报》载，第一讲时"报名者竟有六百余人之多，临时到会者又有一二百人"，由于会场狭小，难以接待，实际入场旁听者"仅仅"三四百人。为此，第二讲的时候，主办方特别改觅能容纳一千人的会场，并"备有蓄声机，于重要名词用机传达，以便座后者闻之清晰"[2]。如此安排，可谓煞费苦心。

---

① 汤志钧编：《制言发刊宣言》，《章太炎年谱长编（增订本）》，中华书局，1977，第 553—554 页。

② 《章太炎年谱长编（增订本）》，第 387 页。

但是，与讲演初期的轰动不同，太炎的讲演逐渐失却听众，至最后仅有七八十人在场，这种强烈的反差正是当时社会背景的一侧面。——其中有太炎口音较重，难以听懂的成分；但最大的原因有二：其一是太炎所授内容存在艰深之处，而听者多无专门的知识背景，自然难以坚持听讲。——曹聚仁批评当时各种记录稿多"大错特错"，连主办方专门安排的记者都

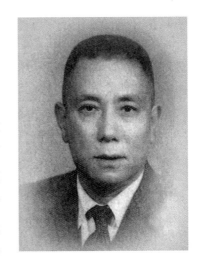

曹聚仁

难以真正理解讲演内容，更何况一般的社会听众。其二是太炎讲演的题目注重学术，本不适合公众演讲，而公众也多只是爱好"新潮"，喜追"名人"，并无认真研究学术的愿望。四百余人其实有"虚热"成分，而七八十人也不算特别寒酸。王锐指出，"章太炎数次讲演的内容，其是否引起关注，不在于讲论本身的精彩与否，端赖于是否与当时思想界的新思潮有相关之处，若无关，则哪怕是章氏的独到之见（如经学派别），仍然难以引起足够的回响"①，这一见解是极为精当的。

175

如王锐所言，当时讲演的记录版本众多，包括《申报》记录本、《新闻报》记录本、张冥飞记录本、曹聚仁记录本等。② 此外江苏省教育会尚专门请了两位记录员，但记录者难以听懂，可能并无记录流传。其中以曹聚仁记录本最为流行，基本保存了太炎演讲的原汁原味，至今仍风行于世。曹聚仁后来追忆说，"章师所讲的，并没有多少新的内容，只要看过章师的《国故论衡》《检

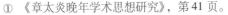

① 《章太炎晚年学术思想研究》，第41页。
② 参《章太炎晚年学术思想研究》第二章第三节。

论》和《菿汉微言》，就可以原原本本找出一贯的思想体系来"[1]，认为讲演没有特别的学术创见。而在本书《小识》中，曹氏更引"我爱先生，我更爱真理"一语，表达与太炎的学术见解尚存歧见。[2] 但是，曹氏上文所提及的三部书，已经具有相当的时间跨度，书中的具体见解也有所差异（如前文所论，某种程度上可认为跨越太炎学术的两个阶段）。而《国学概论》是对太炎学术的一次总结，也自有其新的见解和思路在焉。更何况作为一部具有普及性质的讲稿，客观上确实大大推动了一般读者对国学的理解——九十年来的版次与销量就可以说明问题。

1932 年 2 月底，章太炎忧心于九一八事变以来的国难，从上海北上入北京，面见张学良、段祺瑞、吴佩孚等政要，"代东南民众呼吁出兵"，但似乎未产生特别的影响。在不成功的政治活动之余，太炎还受邀在燕京大学等校讲演学术，其内容特别注重致用，鼓励听者努力，力挽国家危亡。这显然与当时严峻的政治环境密切相关。而在文化领域，这次讲学倒起到了远超乎太炎预期的深远影响。对此，桑兵《章太炎晚年北游讲学的文化象征》[3] 的研究允称透彻，本书限于篇幅，仅简单介绍其基本情况。

钱穆《师友杂忆》中回忆了太炎的学术演讲：

> 某年，章太炎来北平，曾作演讲一次。余亦往听。太炎上讲台，旧门人在各大学任教者五六人随侍，骈立台侧。一人在旁作翻译，一人在后写黑板。太炎语音微，又皆土音，不能操国语。引经据典，以及人名、地名、书名，遇疑处，不询之太炎，台上两人对语，或询台侧侍立者。有顷，始译

---

① 曹聚仁著：《我与我的世界》，上海三联书店，2014，第 198 页。
② 此外，邵力子、裘可桴等均表示过对太炎讲演的批评，参《国学概论》附录。
③ 桑兵：《章太炎晚年北游讲学的文化象征》，《历史研究》，2002 年第 4 期。

始写。而听者肃然，不出杂声。此一场面亦所少见。翻译者似为钱玄同，写黑板者为刘半农。玄同在北方，早已改采今文家言，而对太炎守弟子礼犹谨如此。半农尽力提倡白话文，其居沪时，是否曾及太炎门，则不知。要之，在当时北平新文化运动盛极风行之际，而此诸大师，犹亦拘守旧礼貌。则知风气转变，亦洵非咄嗟间事矣。[1]

当时还是北大学生的张中行，对太炎在北京大学操场的一次通俗讲演也有所回忆：

> 因为是讲世事，谈己见，可以容几百人的会场，坐满了，不能捷足先登的只好站在窗外。老人满头白发，穿绸长衫，由弟子马幼渔、钱玄同、吴检斋等五六个人围绕着登上讲台。太炎先生个子不高，双目有神，向下一望就讲起来。满口浙江余杭的家乡话。估计大多数人听不懂，由刘半农任翻译；常引经据典，由钱玄同用粉笔写在背后的黑板上。说话不改老脾气，诙谐而兼怒骂。[2]

这里追溯的即是太炎这次北上讲学的景象。从叙述情况来看，算得上是热闹非凡。但太炎并不为此感到高兴，他已经察觉到了自己的"落伍"。

177

当时北京学术界"日新月异"，以胡适、傅斯年为代表的新学者风头正劲，颇能驱除异己学说，而在京章门弟子的影响则日趋衰微，一消一长，时代学术的倾向可见。但在太炎的演讲台上，"叛逆"弟子钱玄同、"新派"学人刘半农仍能"拘守旧礼貌"，可以

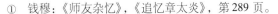

① 钱穆：《师友杂忆》，《追忆章太炎》，第289页。
② 张中行：《负暄琐话·章太炎》，《追忆章太炎》，第288页。

说是意味深长之事。①

但大势毕竟已经转移，弟子的尊崇只是师弟私情而已。太炎这次北上讲学，对学术风气之变感触更深。同年秋天，太炎南赴苏州讲学，当地听讲人士受益匪浅，决定组织国学会，太炎也从上海迁居苏州。在次年年初发表的《国学会会刊宣言》中，太炎开篇便讲道：

> 余去岁游宛平，见其储藏之富，宫墙之美，赫然为中国冠弁，唯教师亦信有佳者，苦于熏莸杂糅，不可讨理，惜夫圣智之业而为跖者资焉。或劝以学会正之，事绪未就，复改辙而南，深念扶微业、辅绝学之道，诚莫如学会便。②

太炎对北京之游没有特别的追述，但这段话里微词不少，看来北京学界引起了太炎的许多不满——桑兵指出太炎晚年讲学，意在"扫除魔道""端正门风"，盖受激于北京之行，其言甚是。

太炎的苏州讲学是他登坛说法的最后一站。这一时期的主要弟子有沈延国、诸祖耿、儒复、王仲荦、汤炳正、朱季海等，后来皆成为卓有成就的学术名家。暮年传灯，光明不尽。

1934 年底，太炎由于"讲学旨趣不同"，在苏州发起"章氏国学讲习会"，旋又发起章氏星期讲演会、章氏暑期讲习会等。以"章氏"为"商标"，特别表示与此前苏州国学会等组织的区别。1935 年 9 月，太炎又创办《制言》杂志，亲任主编，以研究阐发国学为宗旨，欲图"稍以翼讲学之缺"。所谓"制言"，取《大戴礼记》中《曾子制言》之篇义，大概是表示知识分子恪守原则、

178

---

① 陈存仁曾有《章师面折刘半农》一文（《追忆章太炎》，第 268—274 页），绘声绘色地讲述章太炎当面用"国骂"折辱刘半农的故事，今天流传甚广。但此事全无史料佐证，考虑到太炎这次北上讲学，刘半农侍立板书；而几年后刘半农病逝，章太炎深致悼念的情况看，陈氏的讲述当为杜撰。

② 《太炎文录续编》，第 164 页。

进退不苟的志趣。

讲习会在章太炎这杆大旗的号召下，参与其事者人才济济。沈延国回忆说：

> 据学会中统计，学员年龄最高的为七十三岁，最幼的为十八岁，有曾任大学讲师、中学国文教师的，以大学专科学生占大多数，籍贯有十九省之不同。住宿学会里，约有一百余人。由先生主讲，并由门人朱希祖、汪东、孙世扬、诸祖耿、王謇、王乘六、潘承弼、王牛、汪柏年、马宗芗、马宗霍、沈延国、金毓黻、潘重规、黄焯任讲师。并且增设特别演讲，请先生老友王小徐、蒋竹庄及家君（指沈瓞民）等担任，会务由章夫人、孙世扬总其事。每星期二，先生躬亲讲席，宣扬胜义。对"经学"、"史学"、"文学"作有系统的讲述，最后教授《尚书》，句句精审。①

名师云集，而又有段祺瑞、吴佩孚、马相伯、冯玉祥、黄炎培等各界名流赞助，自然影响益大。直到太炎逝世前十余天，已经难以下咽食物的太炎仍坚持为学生讲授《尚书》与《说文》部首等课程。章夫人汤国梨曾多次劝阻，但太炎只留下掷地有声的八个大字：

饭可以不食，书仍要讲。

这正是一代学术大师的信念与坚守。

太炎一生"七被追捕，三入牢狱"，而自始至终不忘讲学，正是其平生学术文章志业之所在。诚然，太炎的学术在当时已逐渐

---

① 汤志钧编：《记章太炎先生》，《章太炎年谱长编（增订本）》，中华书局，1977，第555页。

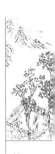

因"落伍"而遭到批评；但章门弟子及再传弟子中俊彦辈出，章门弟子至今仍能代表学术的一流水准。薪尽而火传，我们相信太炎的讲学终将垂诸不朽。

第三节 "八部书外皆狗屁"：保守主义的"章黄学派"

在章门弟子中，不论是拜门时间之早抑或学术成就之大，皆以黄侃为最。章太炎曾戏谑地以太平天国王号分封弟子，称黄侃为"天王"；而黄侃也确实不负所托，他接续了太炎的语言文字学术衣钵，"章黄学派"至今仍在学界享有盛名。——甚至，就连生活小节中的狂放不羁，二人都颇有相似之处。称黄侃为章门的大弟子，想来是没有疑问的。

黄侃（1886—1935），字季刚，湖北蕲春县人。黄侃出生在一个书香世家，他是北宋著名诗人黄庭坚的十八世孙，从小深受家学的熏陶。黄侃的父亲黄云鹄（1819—1898）是咸丰三年（1853）二甲进士，官至四川按察使，负责当地的司法、监察等事务。黄云鹄品行方正，忧心民生，在任上平定冤狱、主持赈济，善政不少①。黄云鹄同时还是当时有名的学者与文学家，有《实其文斋文钞》《实其文斋诗钞》《学易浅说》《训俗外编》《粥谱》等著作，退休后在钟山书院、江汉书院、尊经书院等担任主讲，直至病逝。

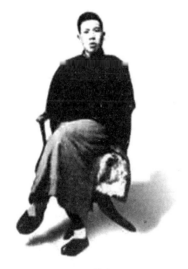

黄侃

---

① 见《碑传集补》卷十八《黄云鹄传》。

黄侃天赋异禀，三四岁时学习《论语》，"方一上口，便能成诵"，被时人看作小神童。在父亲的督导与名师的教诲下，黄侃至为刻苦，经传、诸子、史著、文学均有涉猎，十五岁就考中秀才。

虽然是"高干子弟"出身，但与当时满腔热血的知识青年们一样，黄侃并非清帝国体制的拥护者。相反，他因甲午战争、八国联军侵华而心忧国家，又读了王夫之那部持民族主义立场的《黄书》，与好友纵论天下大事，决心革命，并因此被学校开除。当时的湖广总督张之洞念他是故人之子，安排年轻的黄侃到日本早稻田大学公费留学，暂避风头。正是在日本留学的阶段，黄侃拜到章太炎门下，而"章黄学派"的故事也由此开始……

关于章黄结下师徒缘分的经过，一般有两种说法，皆具某种传奇意味：

一种说法是，当时黄侃住在章太炎楼上，但两人并不相识。一晚，黄侃因内急而向窗外撒尿，恰好准确"命中"在楼下读书的章太炎。章黄均是有个性与脾气的人，因而对骂。对骂中双方各自引经据典，发现对手学问不凡，于是惺惺相惜，转而相交，最终以黄侃向太炎拜师为结局。——这故事在坊间十分流行，颇有"魏晋风流"的余韵。但从楼上撒尿颇违背常理，此外也无可靠出处为佐证，恐怕是后人演绎编造的故事。以我们看，这个故事倒很可能是黄侃与钱玄同斗口的衍生品：黄侃颇蔑视钱玄同，到处声称钱玄同曾向自己拜师，又说钱玄同曾在自己解手的时候，盗窃自己的笔记而写成著作。而钱玄同也不客气地反唇相讥说"夫拜门之与撒尿，盖亦差不多的说法也"①。将"拜师"与"撒尿"并举，或来源于此。

另一种说法则相对近实，来源于黄侃侄子黄焯的说法，因此看来代表"官方"：黄侃最初谒见章太炎时，见到太炎在墙上写有

---

① 周作人：《钱玄同的复古与反复古》，《文史资料选辑》第94辑，文史资料出版社，第103页。

"我若仲尼长东鲁，大禹出西羌，独步天下，谁与为偶"的句子，感到太炎狂傲自负，难以接近。后来章太炎主持《民报》时，读到黄侃的文章，颇为欣赏，于是约见黄侃，黄侃乃借机拜师成为弟子。黄焯记述说，时逢秋天，黄侃正有归国的打算，章太炎劝黄侃拜大学者孙诒让为师，黄侃并未答复。章太炎可能意识到了黄侃的想法，于是说"君如不即归，必欲得师，如仆亦可"，黄侃即刻带去拜师礼物，叩头称弟子。①

我们认为，这一故事较合情理，又由黄侃的侄子黄焯所记述，应该基本可靠，时间发生在黄侃《先师刘君小祥奠文》中所说的"丁未之岁，始事章君"，即光绪三十三年（1907）。但黄侃本年中在《民报》发表的文章如《专一之驱满主义》《哀贫民》等都在十一月才刊出，时间晚于秋天。究竟是黄侃文章早成，只是以期刊档期才有所滞后？抑或黄侃还有别的文章被章太炎所赏识？此外，正式拜师的故事是否在章黄确定师生关系数年以后？似乎目前还没有确定的结论。

作为章太炎的大弟子，黄侃在革命精神、学问取径、为人处世上都与老师颇为近似，"章黄"并举，确实最能代表章门的气象。

先说革命精神。黄侃的《专一之驱满主义》《哀太平天国》等文章均在《民报》发表，表达出他的民族主义精神——这在当时即"革命"的代名词。而他的《哀贫民》以个人经历为中心，讲述乡村贫民的悲惨生活；《释侠》讨论侠的类型与应有的作为。两篇文章都落脚于对当时苛政的严厉批判，提出应该消除贫富差距，拯救黎民百姓，他的革命观从"民族"又上升到"民生"的高度了。

而最能代表黄侃个人气质、也产生最大社会影响的文章，当推《大乱者，救中国之妙药也》。文章发表于汉口的《大江报》，

---

① 记载见黄焯《季刚先生生平及其著述》《黄季刚先生年谱》等。

这是当时一份极有社会影响的报纸，深受进步分子欢迎。而发表的时间是公元 1911 年 7 月 26 日，正是辛亥革命的前夕。据说，这是黄侃酒后痛骂立宪派之际，提笔一气呵成的大作。在当时，黄侃在武昌、蕲春等地到处宣讲革命，有"黄十公子"（黄侃排行第十）之称。据说，听过黄侃反清演讲的人数前后有数万之众，"粉丝"众多，其中不乏俊彦之士。这篇文章不长，但观点鲜明，激情洋溢，加上黄侃的大名，一下子令当时舆论大为震动，清廷惶恐不安。史学家们多以为，这篇社论可以看作是武昌起义的序曲，敲响了清政府的丧钟。书生之笔，其威力有甚于革命者手中的枪，这正是一个最好的例子。

中华民国建立以后，黄侃不再从事政治活动，但却并未减少对政治的关心。1913 年 3 月，黄侃赠诗给好友宋教仁，诗中指斥中国分崩离析之势的责任在袁世凯，但自己已经不再愿意参加政治活动了。十天之后，宋教仁在上海被刺客暗杀身死，黄侃痛心地写下了悼念宋教仁的《思旧辞》。黄侃说，自己曾劝宋教仁"深根宁极，救以横流"，用退隐守正的方式应对世变，可惜宋教仁慨于生灵涂炭，不肯袖手旁观，终于不幸遭到政敌毒手。而深根宁极，正是黄侃关注政治的方式。以研究国学的方式"为往圣继绝学"，这与太炎的人生选择很有近似之处。从此，黄侃虽然彻底地转向学术研究，不再提及革命往事，但却并未忘却世事。黄侃晚年在金陵大学授课，经常"借古讽今，批评时政，针砭时弊"。一次，黄侃在课上哀伤地念诵《诗经·小雅·苕之华》，这是一首同情灾民饥馑不幸的名作，黄侃讲授此诗，当然与当时的社会情势密切相关。据程千帆的回忆，黄侃"正讲

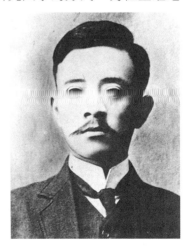

宋教仁

183

《小雅·苕之华》，当他念完末章'群羊坟首，三星在罶。人可以食，鲜可以饱'之后，又接着把《毛传》'群羊坟首，言无是道也。三星在罶，言不可久也'，用非常低沉，几乎是哀伤的声音念了出来。既没有对汉宋诸儒训说此诗的异同加以讨论，也没有对经文和传文作进一步的解说，但我们这些青年人的心弦却深深地被触动了。"[1] 隐藏在黄侃学者身份之后的，是他对国家民族命运的深切关怀，这种浓郁的爱国感情也随着他的学问一起，传授给他那些当时还很年轻的学生们了。而在 1936 年 10 月 7 日，也就是黄侃临终的前一天，他还不断问家人"河北近状若何？""国事果不可为乎？"，黄季刚的忧国之心，真可谓死而后已了！

然后说学术取径。黄侃在章太炎门下，主要学习语言文字之学，而且进步迅速，令太炎有"一日万里"的感叹。论基础而言，黄侃当然远胜于同期跟随太炎学习的钱玄同、鲁迅等人。黄侃似乎并未旁听过太炎的公开授课，与其他章门弟子的交流也较晚，更多的时候是与章太炎、刘师培一起交流学术并议论政治，这可能是黄侃跟随老师学习的主要形式。稍晚，黄侃为学习经学，又向刘师培叩头称弟子，也体现出他对学问的敬畏。

正是在章黄刚刚缔结师生之缘的 1907 年，太炎正在写作他那部别开语言文字学生面的《新方言》。在写作过程中，黄侃起到重要的作用。太炎《丁未与黄侃书》中提及将黄侃的《蕲州方言小志》择要收入《新方言》中。《蕲州方言小志》虽然篇幅不大，仅有"二纸"，但想来学术质量不低，因此能得到太炎青目。黄侃在《后序》中虽然口称"余杭章先生"不置，执弟子礼甚恭，但也说自己"参佐笔削"。这当然是黄侃学术水平的体现。

黄侃有"五十以前不著书"之说，不幸却于四十九岁那一年病逝，因此一生学问，未能以大著作为结穴，这当然是黄侃本人、

① 程千帆著：《黄季刚老师逸事》，《桑榆忆往》，北京大学出版社，2015，第 95 页。

也是学术界的一大遗憾。但黄侃读书治学甚为勤奋,批校《十三经》《说文》等典籍达数十万字,又有日记、讲稿、论文传世,今出版的《黄侃文集》也有近二十册之多,其学问规模粗可想见。加上黄侃门生如潘重规、徐复、钱玄、殷孟伦、程千帆、陆宗达、杨伯峻等后来均成为一流的学问家,黄侃学有传人,我们也因而有幸能初步地了解到他的学术成就与治学特色。

同是治语言文字之学的大行家,章太炎的成就更多在于新领域的开辟,而黄侃则显得较为保守。章太炎称黄侃的学问"为学一依师法,不敢失尺寸"①"视惠氏弥笃焉"②,将黄侃与惠栋相提并论。我们前章已经提及惠栋的治学特色与章太炎的评论,因此这一评价恐怕兼有正反两方面的意味。从正面来说,当然代表黄侃治学长于征实,不妄自立说;但反过来则是含蓄地评价黄侃的学术视野与方法都过于保守,稍微缺乏开拓的精神。如杨树达就对黄侃的学问极不以为然,他曾刻薄地在日记中批评黄侃"读书多而识解不足,强于记忆而弱于通悟"③。黄侃除师法章太炎外,还专门拜刘师培为师。而太炎批评刘师培"读书过多,记忆太繁,而悟性反少"④,意思是不能一味博闻强记,而当有所抉择,不如停两三年不读书,忘却那些无用的知识,方能凸

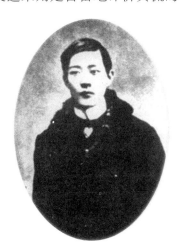

刘师培

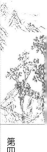

---

① 章太炎:《黄季刚墓志铭》,《太炎文录续编》,第293页。徐行可所得太炎手稿作"为学一依汉儒,不敢失尺寸",《太炎文录续编》,第294页。

② 章太炎:《题中央大学所刻黄先生纪念册》,《太炎文录续编》,第130页。

③ 《积微翁回忆录》,第73页。

④ 《学林散叶》,第97页。

显出真的学问。杨树达批评黄侃的意见乃与此类似。

学术大师间的互相批评或许有理，但对于一般读者来说，黄侃的学问实已臻抵极高明之境界，尽管他并无真正意义上的"著作"传世，但留给我们的诸多札记、批注已可称一座富矿，几乎条条都有卓绝见解。章门之中俊彦众多，但黄侃无疑是其中功力最为邃深者。他甚至说与老师太炎相比，"至于经学，我……或许还青出于蓝"①。事实上，就音韵学领域来说，黄侃与太炎的见解也往往有差别。殷孟伦指出：

> 太炎先生主要是从王念孙、孔广森及黄以周这里接受的理论，而黄先生则是从陈澧、江永这里受到启发，又旁参邹汉勋、刘逢禄之说而形成他的自己的古音学体系……因此太炎先生……说黄先生"尤精治古韵，始从余问，后自为家法"②。

在日常的治学与教学中，黄侃虽极力称许师说，但也曾经讲过"虽师说，小变讹也"③的话，有着尊重而不盲从的态度。以我们看，有些表示治学态度的自谦之词，其实不可也不必尽信。"吾爱吾师，吾更爱真理"，作为一名真正的学者，黄侃有时立论未免偏向保守，但却不会为自己不认同的见解背书，这是基本的"职业操守"。

黄侃的学问或许难以被外行人看得那么清楚，但仅就《量守庐学记续编》所收录的《黄先生语录》来看，就已经足令学者一生受益了。而其门下的"黄门侍郎"（黄侃弟子的别称）如殷孟

---

① 杨伯峻：《黄季刚先生杂忆》，《量守庐学记》，第147页。

② 殷孟伦：《黄侃先生在古汉语研究方面的贡献》，《量守庐学记续编》，第136页。

③ 许嘉璐：《黄侃先生的小学成就及治学精神》，《量守庐学记》，第70页。

伦、程千帆、潘重规、陆宗达、杨伯峻等，后来都成为鼎鼎有名的大学者。观乎此，我们也能对黄侃的成就有一点初步的认识。

黄侃读书有"八部书外皆狗屁"之说，指仅有《毛诗》《左传》《周礼》《说文解字》《广韵》《史记》《汉书》和《昭明文选》八部书才是价值至高无上的经典著作，其他著作皆不入流。其实这种说法只是一种激愤之辞，为了突出精读经典的重要性而已，今人治学自有津梁，不可过分拘泥于此。黄侃曾在章太炎所编书目的基础上拟定二十五书，认为是青年必读，这当然不能看作"狗屁"。他自己也写有《文心雕龙札记》《尔雅音训》等书，日记中更载有他日常的大量阅读，范围包括佛学、诗文、笔记、小说乃至近人著作等等，足见黄侃涉猎之广，绝非自画范围的曲儒。以我们看，此类说法只是他狂生性格的表现而已，并不能直接等同于他的学术旨趣——"治学第一当恪守师承，第二当博综广览"① 方是黄季刚读书治学的风格。

再说为人处世。章太炎性格怪异，被人称为"章疯子"，而被称为"黄疯子"的黄侃，处世性格与生活习惯等方面恐怕比章太炎更为怪异。在他的诸多轶事中，有的只是表现出个人的一些怪癖和缺点，有的则表现出独特的人生趣味和学术关怀。

黄侃以爱骂人闻名一时。当时报纸曾说："黄以国学名海内，亦以骂人名海内，举世文人除章太炎先生，均不在其目中也。"②黄侃的骂人事迹不少，很多名人都曾遭到他的痛骂或讽刺，如王国维、陈独秀、马叙伦、钱玄同都曾在黄侃面前丢过面子。不过，其中最有名的轶事当是黄侃痛骂胡适。

一般来说，学界认为章太炎代表着晚清学术，而比太炎小二十多岁的胡适则代表着五四一代。或许因为辈分有差，直接交锋

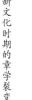

---

① 《黄先生语录》，《量守庐学记续编》，第 2 页。
② 周作人：《钱玄同的复古与反复古》，《文史资料选辑》第 94 辑，文史资料出版社，第 102 页。

显得"掉价",太炎对胡适虽不太满意,在学术上亦有互相批评之处,两人却没有什么明显的争端。总体来看,胡适对太炎虽有批评,但大体上敬意为多;而太炎虽然曾故意在书信中把"适之鉴"的抬头写成"胡适你看",以表对白话文的不满;又祝其学问能"十尺竿头再进一步"[①],不说"百尺竿头",显然有讽刺的意味。但这封书信仍是一份比较正常的学术批评,也算不上特别恶毒的攻击。此外太炎批评胡适还有几次见于公开笔墨,这里就不一一引用了。

同辈之间似乎没太多礼节可讲,与胡适年龄相仿的黄侃就毫不客气了。坊间流传黄侃骂胡适的故事实在不少。

据说,有一次宴会上,胡适恰好提及墨子,黄侃立刻说:"现在讲墨学的人,都是些混账王八!"片刻,黄侃又骂:"便是适之的尊翁,也是混账王八!"胡适刚要发怒,黄侃却大笑着说,"墨子兼爱,是无父也。(引者注:这是《孟子》中批评墨学的话)你既然有父,何足以谈论墨学?我不是骂你,只是试试你罢了!"胡适一时张口结舌,无话可说。

又一次在课堂上,黄侃说胡适可以当古代"著作监"的官。学生不解,黄侃乃解释说,所谓"监"是"太监"的意思,胡适的代表作如《中国哲学史大纲》《白话义学史》等均只有上卷而无下卷,自然是"著作监"了。

骂胡适的父亲是"混账王八",骂胡适是"太监",以一般眼光来看未免刻薄。论者或以为这些轶事彰显了黄侃狂放无礼的恶劣习气,更反衬出胡适具有谦退温润的品行。——事实上,黄侃本人的品行据说确有颇多不端之处(特别是其私生活最易引起攻击),时人、后人的批评往往令人难以辩驳,但以我们看来,黄侃也有一些议论只是在展现自己的文化立场,不仅不必以"恶劣"目之,反而值得给予"同情之理解"。况且,这些故事多是道听途

[①] 《与胡适》,《章太炎书信集》,第665页。

说之语，究竟是否真出自黄侃之口，也很难讲。

有论者曾指出，黄侃是庶母所出，而当时蕲春风气极为轻视庶子，因此黄侃受激于幼年的不公待遇，才会经常做出过激的举动。这一分析当然颇合乎情理，但作为一种文化现象，似乎更应该特别关注其背后的整个时代学术思潮与文化生态。章太炎所作的《黄季刚墓志铭》中称黄侃"睥睨调笑，行止不甚就绳墨"，自有游侠而兼名士的风骨。而黄侃身上的"魏晋风度"，也正在他身上诸多趣闻轶事中淋漓尽致地展现出来。黄侃的"魏晋风度"与太炎同中有异，对此我们将在下章具体讨论。这里仅就具体学术生态的相关话题做一番分析探讨。

在我们看来，黄侃的狂放与过激固然与他那一副大名士的风度关系密切，但却不止于此。在民国那个特殊的时代里，一切都充满着一种生机勃勃的混乱，学术界毫无秩序却又充满光明，美丽的鲜花在污泥中绽放出艳丽的光彩。自由、活力、偏激、荒诞共同登上历史舞台，上演着一幕幕历史大剧，随着学术界的反复角力呈现在人们的眼前。这就是新旧交替的变革时代。只有在这样的时代中，才会有真正的魏晋风度、才会有大量卓荦特出的人格出现。而黄侃，某种程度上也只是这一时代巨潮中的一束浪花而已，当然，那是翻腾震动一时的巨浪。

黄侃为什么会屡屡诋呵胡适？这绝不仅仅是两人或两派的私人恩怨，而足可看作是传统学术对现代学术的否定态度，甚至可以看成是两支为"真理"而战的兵马。黄侃作为在文字音韵之学有精深研究的专家、作为诗词文赋均有卓越建树的文人，对只以"方法"摇动一时风气，本身学殖却相对浅薄（这里的"相对"，当然只是说胡适的旧学功底逊于章、黄等学者，比起一般人还是强得多了）的"学界领袖"胡适充满蔑视，其实是很容易理解的。反过来说，胡适一派虽然没有在嬉笑怒骂中加以反击，但在胡适、傅斯年等人的学术文章和行政举措中，也并不缺乏这类以今天来看有"公报私仇"嫌疑的明枪冷箭。

读者或许会疑惑：如果说"学术乃天下之公器"（梁启超语），那么为什么不能在学术的战场上一决胜负，而要诉诸人身攻击和讽刺挖苦？

其中一个容易看到的原因，是传统文人学者的习性使然。在传统思维模式中，认为一个人的艺术创作、学术见解都与其道德修养、个性特征密切相关，因此"文如其人""书如其人""学如其人"一类的说法长期以来颇为流行。那么，如果把对台者"批倒批臭"，自己当然也就能"不战而胜"。这当然算不上什么高明的讨论（某种程度上倒是很近似于政治斗争），但从古至今却都有相当庞大的市场。从抨击作品转而骂人"太监"，口中解气，又令对手难以辩驳（因为这本来就不是个可以讲道理的问题），也很容易引起好事者的共鸣。——但，值得一提的是，很多骂人者也被"以彼之道还施彼身"，黄侃未能免俗，也未能免灾，他的"黑历史"也被不少人挖掘出来。以我们看，太炎曾批评黄侃"敢于侮同类而不敢排异己""不骂新文化"[1]，恐怕并不完全合乎事实。从学术批评的角度上说，确实有之；但从日常的讽刺挖苦上看，则似乎并不然了。

另一个不易发觉但却同样重要的原因，则是分别代表着"传统"与"现代"的两派学者并没有共同对话的基础，因此学术讨论也就无从谈起。所谓"现代学术"，很大程度上约等于"西方学术方法研究中国问题"，与传统学术在观念、方法、旨趣上都有较大差异。因此，虽然看上去都是在阅读、研究中国的古代典籍，但在很多问题上却没有对话的基础。既然缺乏学术对垒的平台，那么自然就给非学术的手段留下了不少空间。而如果连对垒都无从谈起的话，那么自认强势者对他人难免采取"默杀"的手段。黄侃对新派学者往往不怎么提及，或许也与之有关。

甚至，口诛笔伐还不够，有时候往往出现"要武斗不要文斗"

---

① 《与吴承仕》，《章太炎书信集》，第335—336页。

的场面。章太炎特别在《黄季刚墓志铭》记录了一件事：有一次，黄侃与北大教授陈汉章学术观点不合，居然"欲以刀杖相决"，这就有一种骑士决斗的气味了。但，这次只是停留在"欲"的层面，并没有真正大打出手，并且两人"后又善遇焉"，黄侃也称许陈汉章为"魁儒"。看来，黄侃虽然有狂放任性的一面，但归根到底还是会以学术为尚，不会因一时头脑发热而肆意发泄私愤。

类似的故事则有熊十力与废名（冯文炳）的"亦敌亦友"。废名信仰佛教，而熊十力的《新唯识论》则对佛教说法多有批评，两人立场不同，经常在院子里大声争论。有一次，二人越争越急，扭打在一起，互相卡住对方的脖子，都发不出声音来，可谓"此时无声胜有声"。但两人打归打，感情不受影响，转天还能继续讨论学术问题，也算是一种真性情的体现。

其实，黄侃的这种"学术批评"，至少在当时并不是少数人的"专利"，诸多流传至今的"名人轶事"都或多或少地杂糅了"公义"和"私愤"，简直可以编成一部篇帙浩繁的"世说新语"。但是，时至今日，这种"学术批评"的方法已经落后于时代，应当被充满理性的讨论所取代，相信读者自能有所会意。而如果不是黄侃的早逝（太炎更有不幸成为谶语的"黄绝命书"），他留给学界的当是更多的大著作，这些学术批评或许也不会被今人简单目为"世说新语"。

章太炎封黄侃为"天王"，当然有"大弟子"之意。此外还曾封汪东为东王、朱希祖为西王、吴承仕为北王、钱玄同为翼王（一说为南王）。汪东、朱希祖、吴承仕三人学问各有特色，对师说虽有继承，但似乎变革更多，与笃守师门教诲的黄侃有不少差别。但考虑到均属太炎门下在学术界卓有成就的得意弟子，故亦略附介绍于此。

汪东（1890—1963），字旭初，江苏吴县人。汪东早年间热衷革命，曾加入南社、同盟会等革命组织，并担任《民报》编辑。他终生持文化保守立场，1908年拜入太炎门下，此后帮助太炎编

191

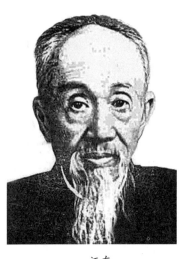
汪东

辑《华国月刊》，又担任中央大学文学院院长等职务。汪东虽有《法言疏证别录》一类体现传统小学功底的著作，但以词学成就为最高，有《梦秋词》二十卷，早年学周邦彦、柳永；晚年则学辛弃疾，允为近代词坛一大作手。另外，第一章中我们还提到汪东模仿太炎笔迹卖字的故事，这也可看出他的才能。

朱希祖（1879—1944），字逖先，浙江海盐人。朱希祖同样是 1908 年拜入太炎门下，连续听了太炎三番授课，并留下非常详细的笔记，最为勤奋认真。1913 年 1 月，教育部组织国语读音统一会议，采纳太炎所创的注音字母，正是由朱希祖首先提出，这一光大师门的事件在当时产生很大影响。朱希祖在史学方面最有建树，太炎称许他"逖先博览，能知条理"。朱希祖在明史特别是南明史研究上成就最大，代表作《明季史料题跋》体现出他对明末史料收集、校雠、考订的成就，多有创获，具有重要价值。朱希祖对史学理论、先秦史、民族史等也各有研究著作传世。此外，朱希祖曾长期担任北京大学、中央大学、中山大学等校的史学系主任，对史学系的课程设置与教学方式都有一套独特的建设方案，对历史学学科的现代化有着承前启后之功，"中国史学，乃得跻于科学之列，始渐有以史学名于世者"。特别是他主持引进西方史学思想，并希望借此改革中国史学，无疑具有进步意义。朱希祖认为自己的学术方法与师法迥异，是以史学研究为主，而且也是用史学的方法研究文字学、经学，这个判断是符合实际的。

吴承仕（1884—1939），字检斋，安徽歙县人。吴承仕是民国四年（1915）拜入太炎门下的，他长于经学，对名物训诂、文字音韵之学皆有深厚造诣，太炎甚至拿他与黄侃相比，认为吴承仕"文不如季刚，而为学笃实过之"，这当然是极高的评价了。《经籍旧音辩证》《经典释文叙录疏证》《三礼名物》等都是他的代表著作。在太炎被袁世凯囚禁期间，吴承仕常常探望问学，笔记汇集为《菿汉微言》，此后二人又多有论学书信，这些文字除讨论文字音韵之学以外，也涉及宋明理学、佛学、西方

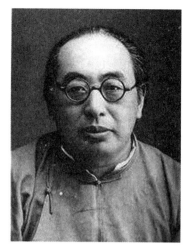

吴承仕

哲学等，内容是十分广泛的。吴承仕长年以来对政治极为关心，1927 年因营救李大钊失败愤而辞去司法部佥事的职务。九一八事变后，他在北京四处奔走抗日，晚年更成为中国共产党特别党员。太炎及章门弟子多不赞成吴承仕的政治立场，但吴承仕仍坚守自己的选择。——太炎封吴承仕为造成太平天国"天京事变"的北王，除了可能与"北吴南黄"一类称号有关，是否也带有一层更深的含义呢？这或许是值得遐想的。在任中国大学国学系主任期间，吴承仕提出应该废除传统的考据、校勘等学问，并陆续增设近代文艺思潮、新俄文学选读、政治经济学等几门"时髦"课程，希望借此改变学生的思想。这当然是一种有意味的课程改革，但在国学系施行这种变革是否恰当则有待商榷。以此观之，吴承仕当也属于下节我们讨论的"贰徒"之列。但考虑到他的主要成就仍在传统学术框架上进行，且晚年还有《特别再提出章太炎的救亡路线》一文，特地为太炎的反赤言论辩护，总体上认同太炎的救亡主张，因此姑且附于此节。

据汪东回忆说，太炎封钱玄同为翼王，是"以其尝造反耳"——因此，钱玄同的故事且留待下节。

第五章
满地江湖吾尚在：太炎的人格资源与现代意义

我们谈起章太炎，大约最先想起"章疯子"这样的标签，对他的了解也集中于他骂人的轶事。这就很说明，太炎留在后世人心中最明显的，乃是他独特的人格与风格。对于一位学者来说，这或许不够好，因好事者众，其学术著作极容易被盛名所掩（如陈寅恪以"独立之精神，自由之思想"受到无数粉丝追捧，但真能读其书者实在少之又少）；但太炎毕竟是"有学问的革命家"，有此一重身份似乎也没什么不好。更何况，他的学问与人格实在是分不开的。

接下来，我们就来专门谈谈他的人格与风格。

何为人格呢？人格是人稳定的性情气质、道德品格，是心理和行为的综合结构。何为风格呢？风格是思想文章流露出来的特色与气质。古话说文如其人，我们研究太炎这样的思想家时，他的思想文章风格就也是人格的一部分，不能分割。时殊世异，事功与政绩可能及身而斩，思想与文章可能只能稍领一时风骚，而人格与风格在人们心中的流传，有时却更有价值，往往能绵延千年，乃至垂诸不朽。这正是："英雄割据虽已矣，文采风流今尚存。"

章太炎的不朽巨著《国故论衡》由弟子黄侃作序，在这篇序文中，黄侃评价其师道："持论议礼，尊魏晋之笔；援情体物，本纵横之家。"① 这可以说是太炎为人为文的风度了。所以接下来我们以此为线索，谈谈太炎的人格与风格。最后，也附带讨论一番太炎的现代意义。

第一节　独行任侠，操行俱绝

先说独行任侠。

自东汉以来，我国有一类人物，被称作"独行"，这在中国思想史上实在是个异端。字面上说，"独行"就是一个人行走，在古典文献中往往引申出不同流俗，独自行道的意思。如《孟子·滕文公下》便说真正的大丈夫要："得志，与民由之；不得志，独行其道。"——下一句，便是那脍炙人口的"富贵不能淫，贫贱不能移，威武不能屈，此之谓大丈夫"。独行，显然带着一种浩然正大的精进之气。

这类"独行"的人物自然古已有之，但却集中在东汉出现，范晔《后汉书》特别设置《独行列传》，专收节操高尚的人物。传主凡二十四位，又有附传九人，数量实在是不少。其中最有名的当是范式张劭"鸡黍之交"、陈重雷义"胶漆之交"的故事，此外

"甑尘釜鱼""蹈义陵险""向栩隐灶"等也都是有名的典故或成语。传中收录的也都是这样体现出特异人格性情的内容。

范晔在《独行

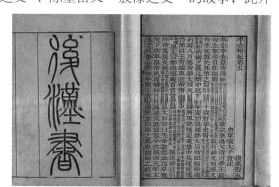

范晔在《独行列传》的序——《后汉书》

195

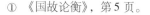

① 《国故论衡》，第5页。

列传》的序里特别说：

> 志刚金石，而克扞于强御。或意严冬霜，而甘心于小谅。亦有结朋协好，幽明共心；蹈义陵险，死生等节。虽事非通圆，良其风轨，有足怀者。……以其名体虽殊，而操行俱绝，故总为《独行篇》焉。

"操行俱绝"，正是独行之义。

太炎从小好慕独行。在《訄书》初版和再版的目录之后，皆印有一段自识，开首乃是："幼慕独行，壮丁患难，吾行却曲，废不中权。""独行"可说是太炎一生贯穿始终的根本气质，又是我国知识分子在古今大变中发展出来的独特人格。太炎好独，其来有自，这不仅是根源于他的性情，更是早年成长环境的塑造。太炎虽然出身朴学，在学问上实事求是，但自幼家庭教育自由，到了诂经精舍，业师俞樾性情平易，而太炎爱重的老师高宰平则有独行的气质。太炎在《谢本师》中就毫不客气地说："先生为人岂弟，不好声色，而余喜独行赴渊之士。""赴渊"也是用的典故，乃是指商代申徒狄对纣干昏乱不满，于是投河自杀，与浊世相决绝的事迹。这当然也是独行的表现。

太炎的独行，首先在于脱离一时传统的束缚，而独树自己的思想。太炎自幼放弃举业，进入诂经精舍接受朴学训练，后虽然在传统学术领域成为高门大师，但是在整体思想上，他却极大跳出传统儒学特别是朴学的藩篱，融汇诸子、佛学、西学等思想资源，独造蹊径，自铸体系，既以之冲击传统，又拿来对抗西潮。这种胆气是相当难得的。

思想上的独立，是太炎独行人格的根本。正像史学大师陈寅恪的名文《王观堂先生纪念碑文》所说："士之读书治学，盖将脱心志于俗谛之桎梏，思想而不自由，毋宁死耳。"太炎的独，说到底是据乱世中一个真正学者的本色。在政治相对昌明的年代，学者的个性很容易被太平现实所遮蔽，"温柔敦厚"将成为主流；但在晚清民国这样的特殊背景下，像太炎这样有个性的学者方能涌现而出，成就自己的一家之言。在战国、魏晋、晚明等混乱而活跃的时代，都有不少这样的人涌出，而在"三千年未有之大变局"下，太炎继承了这一"特立独行"的文化传统。

独行之士当然难免性情狂傲。太炎一生参与政治，也参加过政党，但是骨子里不群不党，谁也瞧不上。连古之圣人他都要苛责，至于同时代的人，无论学术界的闻人、政治上的巨子，就更不在话下了。太炎六十寿辰时，曾作一首《生日自述》之诗，中有两句道是："蹉跎今六十，斯世孰为徒？"① 目空当世，可见一斑。至于骂人，太炎更是从讲论经学的康有为骂到宣传白话的胡适之，从慈禧光绪骂到孙中山袁世凯，谁强便骂谁，谁也逃不过他的口。受老师的影响，太炎门下高弟如黄侃、钱玄同、鲁迅等也都有骂人习惯，留下不少公案和轶事。其中最有名的鲁迅一生骂人无数，但不过文人笔战居多，和乃师所骂之人比起来，就都是些小角色了。

以我们看，太炎这份狂傲，根本上是他在文化上的自负与自尊。所谓自负，是对自己学术成就的骄傲，他曾经对着日本的记者大言："我的文章海内第一"②，他的好友宋恕，也早有"枚叔文章天下第一"的赞词。而所谓自尊，则在于负担文化的使命感了。想当年《苏报》之狱，太炎自谓必死，曾写了一篇《癸卯狱中自记》，开头就是一句："上天以国粹付余"，结尾叹息自己壮志未酬："至于支那闳硕壮美之学，而遂斩其统绪，国故民纪，绝于余手，是则余之罪也！"③

---

① 此诗写作时间学界小有争议，但无关本文大旨。可参考《章太炎学术年谱》，第 395 页。

② 《中华民国开国五十年文献·革命之倡导与发展（四）》，《中华民国开国五十年文献》编纂委员会出版，1964 年版，第 669 页。

③ 《太炎文录初编》，第 145 页。

这口气多么像孔子！昔年孔子他老人家受匡人所困的时候、被宋司马桓魋所追杀的时候，也发过这样的狂言："天之未丧斯文也，匡人其如予何！""天生德于予，桓魋其如予何！"

这些话是说，整个华夏文明的传承、天下最高的道德标准，都系在我身上，我死则文化绝，老天既然不会让文化凋丧，那么我也不会受到区区小人的伤害。这里面当然不免有些事后自我鼓励的意思，但中心意思是孔子对自己道德学问的绝对自信，而孔子的历史地位也说明，他这种自信绝没有什么狂妄之处。太炎这篇《自记》中间也说"凤鸟不至，河不出图，惟余亦不任宅其位，縶素王素臣之迹是践"，句句都是拿自己与大圣人相比，这种"离经叛道"之举可不是谁都敢做的。太炎早年的文章多有"诋孔"之语，这无疑带有一种"彼可取而代之"的意味，是希图由此推动中华文化的演进，而不是单单打倒和否定权威。

到了民国四年（1915），太炎被幽北京，又自草遗书，名为《终制》，落款是"余杭章炳麟造"。须知在我国旧日的书写传统中，"造"字绝少见，只有佛教里的菩萨所作的文字，才能用"造"落款。太炎这里一句"余杭章炳麟造"，就足见其对自己的期许之高，仅这一字，便可看出是震古烁今的大手笔。其实，这种期许并不是康有为宗教家似的迷狂，应当说确实和孔子一样，是出于对文明传承的神圣责任感，也是一种文化上的强烈自尊心。太炎这份狂傲，也算是我国读书人的传统，我们也可说，自古有大学问、作大文章的人，心中罕有不狂傲的。如无一颗狂傲进取之心，就必无挑战权威，独表异说的勇气。"会当凌绝顶"而后"一览众山小"，这是极自然而然的事情，一般人终生难以逾越的高峰，在天才眼中不过是不值一提的小土丘而已。于是，即使不特别表现出狂态，也会说出许多令人侧目的"疯话"或"狂言"。只是有的人或许碍于世俗眼光未曾明说，而太炎毫无保留地将这些话说了出来，因此格外引人注目。这自然为太炎引来了不少反对乃至讥刺的声音，然而这些话实在是不理解太炎精神的表现。

思想上独立，行为上自然高标，太炎为人行事那种毫不顾世俗看法的执拗，在我们前文所谈，俯拾皆是，所以他很早就得了个外号叫作"章疯子"。须知在我国传统社会，"疯癫"可是个惊世骇俗的名字，也是个绝对的贬义词。可对这"章疯子"，太炎自己倒十分认可。当年东渡日本在东京留学生欢迎会上发表演讲，他承认自己是疯癫、有神经病，还就这"神经病"的精神讲出一番道理：

> 大凡非常可怪的议论，断不能想，就能想也不敢说。说了以后，遇着艰难困苦的时候，不是神经病人，断不能百折不回，孤行己意。所以古来有大学问成大事业的，必得有神经病才能做到。①
>
> ……
>
> 兄弟看来，不怕有神经病，只怕富贵利禄当面现前的时候，那神经病立刻好了，这才是要不得呢！略高一点的人，富贵利禄的补剂，虽不能治他的神经病，那艰难困苦的毒剂，还是可以治得的，这总是脚跟不稳，不能成就甚么气候。②

说得好极了！"疯子"的自由与执拗，正是独行的气魄。独行对太炎人格与风格的重大意义还远不只如此。太炎在上海的监牢里研读佛学，除了吸收到自己的思想学问中，更加是以佛教哲学的品格融入自己的人格，朔造出一种坚毅刚猛的人情，这就是著名的"依自不依他"。

太炎后来写过《答铁铮》一文，与铁铮讨论佛学，其中借着梳理中国哲学的精神提出一个观点，他说："盖以支那德教，虽各殊途，而根原所在，悉归于一，曰'依自不依他'耳。""上自孔

199

---

① 《章太炎政论选集（上册）》，第270页。
② 《章太炎政论选集（上册）》，第271页。

子……虽虚实不同，拘通异状，而自贵其心，不以鬼神为奥主，一也。"这"依自不依他"从句法上很像佛学的表达风格，"自"指作为主体的"心"，"他"可以指"心"之外一切的外物。从哲学史上看，"依自不依他"未必真是中国哲学的特色，但重要的是，"依自不依他"实在是他活出来的一份石破天惊的铮铮人格。人作为存在者，不必依靠超越性的（transcendental）外物提供价值支持，而世间的万般坚毅刚猛，都源自此心中。我们只要想想太炎如何挺过上海西牢和北京软禁的苦难，想想他一生的行事，就知道这不是欺世盗名的假格言，而是一份大雄大勇的真气概。到了"依自不依他"，太炎可说将传统的独行提升到了前所未有的境界。著名北伐将领陈干深深膺服太炎的人格，他受此启发而说："非打破势力关，不必谈人格；非打破生死关，不必谈革命。"[1] 这可谓深得太炎之义。倘若我们放长眼光，看看自太炎死后，百年以来中国知识分子是如何常常轻易地忘了自己宝贵的心，或依了权，或依了势，或依了众，我们就可知道"依自不依他"有怎样的意义了。1951 年，避居香港的钱穆作《庄子纂笺》，文末感叹"若苟四十年来，漆园之书尚能索解于人间，将不致有若是"，大概是欲借着庄周玄奥的寓言，来"与天地精神独往来"。以我们看来，这番议论在实践上显得迂远，现代人倒不如多读读太炎的事迹与文章，养一分崚嶒不平之气。

太炎独行的另一面，是任侠。任侠与独行往往离不开，美国一部名为《The Lone Ranger》的电影，即被翻译成《独行侠》。而论者或认为《后汉书》中《独行列传》实际上仍是游侠传统的产物[2]，这也可以看出两者的密切联系。

在我国漫长的传统社会中，侠一直偏离正统而为社会主导思

---

① 佟立荣：《记先外祖父陈干与章太炎先生的交往》，《追忆章太炎》，第 35 页。

② 杨颖：《〈后汉书·独行列传〉与正史中的〈游侠列传〉传统》，《西南大学学报（社会科学版）》，2011 年第 2 期。

想所排斥，韩非子早说过："侠以武犯禁"，而《史记》的《游侠列传》虽记载了不少令人热血沸腾的故事，留下了不少著名的典故，但这种传统在大一统时代始终遭到官方的批评，班固《汉书·游侠传》就颇有不以为然之辞。然而千百年来，侠一直是我国士人憧憬怀望的理想，侠义的火种隐匿在穷阎陋巷，未曾熄灭。在文学作品中，怀着孤愤的士人们更是有意不提侠的

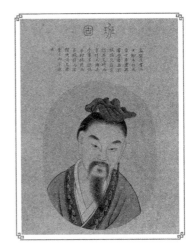

班固像

"黑社会"属性，而重在表彰其行为中"清洁的精神"。

表现游侠情怀的代表文学作品当推《水浒传》，这书里虽有些不合乎通常社会道德规范的地方，乃至论者认为这是"中国人的地狱之门"；但书中快意恩仇、劫富济贫之举实在未脱"以武犯禁"之意，而其中宋江的形象与《游侠列传》中郭解多有暗合，这种"互文"笔法也正说明了"侠"的文学传统。

到了晚清时代，我国志士从变法党到革命党，都对古代的游侠气概重新焕发向往，暗杀被大力提倡，流血革命与快意恩仇相为表里。如谭嗣同撰《仁学》就特别说明，西汉时期匈奴人不敢犯边，很可能正是顾忌游侠之力，足见当下救亡图存当须游侠精神。而谭嗣同"我自横刀向天笑"的慨然赴死，相当程度上也与他的游侠情结不无关系。

唐人颜师古注《汉书》解释"侠"字说"侠之言挟，以权力侠辅人也"，这未必真是"侠"字的本意，却道出侠的一个根本特点：无私利他。

逢着政治统治松动的时代，反思国运衰弱的际会，晚清志士借古代侠者的事迹，推崇激烈尚武的气概，激发急公好义的品格，故而晚清以降成了我国侠文化的复兴时代。

章太炎正是晚清任侠风气中的一个代表，而自有其特色。《訄书》的初刻本中有一篇《明独》，改写自太炎早年在诂经精舍时代所写的《独居记》。这篇文章高扬"独"的可贵，同时也讨论到"独"与"群"的关系，他说"大独必群"，而且"独而为群王"。照我们看，这里的"独"与"群"，其实并不是关于个人主义与集体关系的讨论，"大独必群"，不是指独行之士要团结大众，而是说独行之士要奉献于群体，亦即"为公"。不循于俗，高标自持，这叫作独行；急公好义，作大众事业的先导，这叫作任侠。独行而任侠，是太炎人格的一体两面，而"独为群王"，正道出了章太炎人格的一种独特气质。

章太炎侠义的根本精神就在于急公好义、舍身犯险。从《訄书》到《检论》，太炎一直保留一篇《儒侠》，其中写道：

> 且儒者之义，有过于"杀身成仁"者乎？儒者之用，有过于"除国之大害，扞国之大患"者乎？……世有大儒，固举侠士而并包之。①

太炎向往的侠，不是闾巷之侠，而是衣冠之侠，是这种伸大义于天下的儒侠，如他所说"当乱世则辅民，当平世则辅法。"②而他自己也正是践行了这种侠道。《苏报》之案，太炎舍身入狱，自担罪责，以一介布衣，使得堂堂一国政府与他对簿公堂，真有战国豪杰一怒而诸侯惧的气概；当袁世凯包藏祸心、南方军队屡挫之时，太炎舍新婚之妻，犯不测之险，只身赴北京见袁世凯，又是何等的勇决！入京之时，他作了一首叫《时危》的诗，中有一句道："时危挺剑入长安，流血争先五步看。"一派壮士易水的悲壮气魄，也把自己的任侠性格显露无遗。太炎自己可谓真正践

202

---

① 《訄书（重订本）》，第 138 页。
② 《訄书（重订本）》，第 139 页。

行了"杀身成仁""除国之大害，扦国之大患"的侠道，而只此气魄，已足与古之大侠并列争辉，毫不失色。

独行而任侠的人格，自然深刻影响着太炎思想和文章的风格。

独行气质使得太炎在思考问题时，常表现出一种从批判、反对的角度出发的思维习惯，而在言论和斗辩上，则趋于激烈。这里我们把《后汉书·独行列传序》抄在下面：

> 孔子曰："与其不得中庸，必也狂狷乎！"又云："狂者进取，狷者有所不为也。"此盖失于周全之道，而取诸偏至之端者也。然则有所不为，亦将有所必为者矣；既云进取，亦将有所不取者矣。

这段话用来评价太炎的思想特色，实在合适。他在政治和哲学上的许多看法，今天看起来未免流于偏激，但这里要提出的是，太炎思想的价值本来就不在于"中庸"或者"周全"，而正在于这份独见。而"偏至"这个词，也被其弟子鲁迅用在了《文化偏至论》中，未尝不可看作是师承的影响。

这种独行而任侠的气质，在太炎文章中表现为重要的一面，就是纵横气。"纵横"固然源自先秦诸子中口辩名世的纵横家，"纵横气"却不局限在纵横家的"长短书"体裁，而是说先秦诸子文章所表现出来的诸种特色：名理辨析的细致深刻，口气铺陈的雄强有力，用语措辞的奇崛华彩。太炎自己回顾自己的文学取向说早年"劬亦以纵横取"，就是说这个。太炎早年的议论文章，常常直接引用诸子架势的词句，动不动"更仆悉数"，一派畅论天下古今的风采；后来从《驳康有为论革命书》到《民报》时代的论战文章，语势相当强健，真有势如破竹之感。黄侃所谓"援情体物，本纵横之家"，正是这个意思。而鲁迅说最欣赏老师那"令人神往的战斗"，指的也是这类充盈纵横气的文章。

太炎的诗学亦如此。他曾经给弟子黄侃写信，说：

大抵诗人须兼犷气。刘越石、李太白皆劲侠之流。谢公虽世为将相，观其平生行事，自谓江海人，亦固不谬。①

刘越石是西晋政治家、诗人刘琨，曾与好友祖逖一起"闻鸡起舞"，又有"枕戈待旦"等故事，传为佳话。他的诗多写凄厉之词，催人泪下，"何意百炼钢，化为绕指柔"止乃其名句。而李白一首"十步杀一人，千里不留行""纵死侠骨香，不惭世上英"的《侠客行》古风，更是充满任侠豪杰之气，竟被金庸引申出一部同名的武侠小说。

所谓"江海人"，是谢灵运的一首《自叙》诗，全诗是"韩亡子房奋，秦帝鲁连耻。本自江海人，忠义感君子。"一般文学史多把谢灵运描写成一位山水诗人，而太炎独发现他自比鲁仲连的句子，称许他的犷气。——后之同趣者有毛泽东，他在1958年发表《再告台湾同胞书》，以此诗引出"现在是向帝国主义造反的时候了"之言，同样正是从中读出了一种独行傲岸的感觉。

独行人恼白然也有弊端，最明显的，太炎丝毫不会与人相处。太炎的夫人汤国梨小他十五岁，是浙江乌镇人士。汤夫人毕业自上海务本女校，因慕太炎的人格学问，与太炎结婚。汤夫人本想可以多向太炎请教文学，谁知道婚后太炎却渐以夫权凌人。太炎长子五六岁时，汤夫人教子，曾经把自己作的一首诗交给儿子念。不久孩子上口了，便去念给父亲听，并说是母亲所作。谁想太炎听罢，很轻蔑地说："这首诗不知从哪里抄来的。"汤夫人闻之大怒，从此再不向丈夫问一个字。后来汤夫人还了解到，太炎先前逝世的妾王氏，生前亦常常遭到太炎的凌辱。汤夫人后来回忆起来，还是愤愤不平地说："所以太炎除老丑穷，脾气也很坏。"② 家

① 《章太炎书信集》，第201页。
② 汤国梨：《太炎先生轶事简述》，《追忆章太炎》，第78页。

庭至亲的感受尚且如此，太炎"独"的坏处，就可见一斑了。

第二节　魏晋孑遗，人格奇响

在我国近代历史上，魏晋人格与风格的复兴是非常奇瑰的一种现象。而此种现象的代表人物，正是章太炎。

前文所谈，可以说是太炎独行任侠的人格发之于文章，成为纵横的风格；而太炎独特的魏晋风度，则可说是魏晋的文章反铄于人格。在中国文学史上，魏晋文章具有相当独特的艺术风格，不过自唐代以后长期不受重视，很少为主流文章家视作应该模仿师法的对象。苏轼称赞韩愈是"文起八代之衰"，这个"八代"就是打东汉经过魏晋南北朝一路到隋，虽然有些夸大，却足见唐宋人对于魏晋文的轻视。太炎和他的同辈人刘师培，是晚清时代最早认识到魏晋文章伟大价值，而起来宣传称说的大作手。太炎对魏晋文章的推崇，又直接影响到他的弟子鲁迅、周作人兄弟，后者将这价值发扬到白话文上，更在整个新文学史上有重大的影响。

那么章太炎所谓的魏晋文章，到底代表了怎样的风格呢？

"魏晋文"作为一个名称，宽泛地说，上起东汉末，下至南北朝，可以包括非常多样的文章风格，建安文章的悲壮慷慨，两晋文章的清远肃秀，六朝文章的骈偶华丽，皆是。太炎最推崇的文章家，是王弼、嵇康、阮籍、裴頠这一类，我们很容易发现这些文章家背后的玄学思想背景。太炎在《国故论衡·论式》里面表彰魏晋文章说道："持理议礼，非擅其学莫能至。"① 又说："夫雅而不核，近于诵数，汉人之短也；廉而不节，近于强钳，肆而不制，近于流荡，清而不根，近于草野，唐宋之过也；有其利无其病者，莫若魏晋。"② 这强调的是那一种明辨理论、无过无陋的魏

① 《国故论衡》，第82页。
② 《国故论衡》，第85页。

晋文。然而思想议论毕竟还不是文章，这还没说着魏晋文章的要害。如果我们稍微跳出文章具体内容的窠臼，从气质和风格上来考察这类文章家及其文章，他们的特点是什么？

太炎《自述为学次第》中称："吴魏之文，仪容穆若，气自卷舒，未有辞不逮意，窘于步伐之内者也。"① 这说得很明白，照我们看，其实太炎推崇的魏晋文，奥妙就在"自如"两个字。所谓"自如"，是针对"法度"而言。文章能够体现出一股"自如"的气派，那是因为背后思想的细密完备，和叙述的从容优雅，所以不铺张也不粗陋，这才能做到"自如"，这才能"气自卷舒"。法度是可学的，但是自如是学不来的，文章的自如说到底是思想人格的反映。这正是太炎魏晋文风格的精髓。我们读读《国故论衡》，正是一派"自如"的气质。

太炎推崇魏晋文，总的来说是从"论"这种传统文体的创作而言，他的学生鲁迅、周作人兄弟，可以说得了老师的启发，而能从更宽广、更抽象的方面欣赏魏晋六朝文。周作人推崇名人的小品文，但同时也看重六朝。周作人作《〈近代散文抄〉新序》一文说："正宗派论文高则秦汉，低则唐宋，滔滔者天下皆是，以我旁门外道的目光来看，倒还是上有六朝下有明朝吧。"周作人自己给学校讲国文课时，以南北朝时期的诸子类名著《颜氏家训》为材料，后来更在北大开设"六朝散文"的课程。至于鲁迅，他把《洛阳伽蓝记》《水经注》《华阳国志》这类六朝时候的史地书拿来当文章读，可以说相当会读书。而鲁迅对魏晋风格的欣赏又相当明显，别的不说，他自己就费时费力地编辑了一部《嵇康集》。

太炎重新阐发魏晋文章风格的优点，不只是就文论文，更是着眼到文章背后的思想学术——他欣赏魏晋风格，本来也是从"论"这种文体出发的。这种学术，太炎称为"五朝学"。

我们前面提到，太炎特别重视"道德风俗"，在这方面，他表

① 《章太炎学术年谱》，第 213 页。

彰五朝的风格。在《五朝学》中他说："济江而东，民有甘节，清劭中伦，无曩时中原媮薄之德，乃度越汉时也。"① 这是说，魏晋的风俗其实比两汉还好。而且太炎严厉批评了"清谈误国"一类的观念，认为玄学与清谈其实大有利于社会，"玄学常与礼律相扶。自唐以降，玄学绝，六艺方技亦衰"②，五朝的积弱不能归罪于玄学。

魏晋名理之学兴起，和魏晋初期法家思想与刑名之学关系非常密切。太炎对五朝学的发掘，一个重点就在法制。他曾作一篇《五朝法律索隐》，不仅认为五朝法制远胜于此前的汉、此后的唐，更说其"有可傅以西方之制者，有子杰于汉土者；有可拟以近世之制者，有子杰于前代者"③，简直是具有永恒价值的法律体系了。太炎说，五朝法律有四大优点，为：重生命、恤无告、平吏民、抑富人，这些能抑制政商豪强，保护平民的利益，即所谓"宽平无害"。他分析当时法律，有"走马城市杀人者，不得以过失杀人论"的标准，以为颇可为今人借鉴——富人在街上飙车而撞死路人，实在是明知危险而肆意任性，理当严罚。至于官吏犯罪，当受与平民同等的刑罚，不应因所谓"刑不上大夫"而享受豁免权，这才是法律面前人人平等。这些见解当然都是颇有意味的。

人们易于看到，太炎发掘五朝学，很大程度上在于为当下政治提供历史资源与改良思路。但从另一方面来说，恐怕也得有这样一套较为平等的世俗视野，方能发出一番高标的思考。古今都有不少知识人，口中追求着消遥与自得，从而在现实生活中却容不得半点沙子，不顾大势的推移而苦守所谓原则，这显然是不能"转俗成真"的表现。

"自如"不可学，因为要从容待"俗"，方能抵达"真"境。

207

---

① 《太炎文录初编》，第 66 页。
② 《太炎文录初编》，第 69 页。
③ 《太炎文录初编》，第 71 页。

而真能写出这样魏晋风格的，也自得有一番魏晋的人格。

我国历史上著名的魏晋风骨，本身亦有很多变化，是很复杂的内容，但是总的来说，魏晋风骨代表着一种追求个性、解脱束缚、任性自然的人格与风格。正始时代的大名士，竹林七贤之一的嵇康曾说"越名教而任自然"，这可说是魏晋风格最突出的标榜。在虚名礼教之外，魏晋人特别看重"情"的价值，他们看透一切、藐视一切而又悲悯一切，重情乃至到了滥情的地步，这正是他们的杰出之处，这也是他们不被理解之处。

可是魏晋风骨也有阴暗的面向，罗宗强先生早指出，虚伪矫饰、贪恋金钱同样是魏晋风骨，这是一种因极端而走向负面的"风度"。这些末流当然不是我们讨论的"魏晋风度"，而世人从文化层面上讨论"魏晋风度"，也只是萃取其中精华，而不必泥沙俱下地效仿。

比照魏晋风度，太炎的人格可说是有同于魏晋，也有不尽同于魏晋。所同于魏晋者，乃是任性情；所不尽同于魏晋者，乃是能天真。

任性情体现在行为上的一面是放诞通脱，也就是言行任性而不拘社会一般礼法。《世说新语》里专有"任诞"一门，全是这类风格的言行。大名士阮籍曾因为行为"非礼"遭人讥讽，阮籍回应道："礼岂为我辈设也！"这话实在可作为名士放诞最好的代言与自白。阮籍虽然表现出一副蔑视礼教的样子，但他的行为却毫无任何见不得人之处，绝不会有卑鄙下作之举，这才是"任诞"的本旨所在。

北宋朝，王安石退休隐居，苏轼去看望他，忘戴冠帽，请王安石别怪他粗莽，王安石就笑着给他对出这句"礼岂为我辈设"。

前文说到章太炎的狂傲，其实这狂傲的另一面乃是其大真幼稚。魏晋士人虽然也号称天真任情，但他们却对世事看得透彻，所谓天真只是一种畸形的发泄。

我们但凡看看今日留存下来太炎的照片，眉眼之间，丝毫看不出庄矜沉默，倒似乎有一丝孩子气。我们先看看周作人怎样回忆老师讲课时的做派：

> 太炎对阔人要发脾气，可是对青年学生却是很好，随便谈笑，同家人朋友一般。夏天盘膝坐在席上，光着膀子，只穿一件长背心，留着一点泥鳅胡须，笑嘻嘻的讲书，庄谐杂出，看去好像是一尊庙里哈喇菩萨。①

哈喇菩萨即是弥勒佛，我们前文也谈到，太炎给学生讲课，总是这样一副不拘束的样子。"对阔人要发脾气，可是对青年学生却是很好"，这真是一种蔑弃世俗的孤傲。以我们看，鲁迅对太炎这番脾气可说是学到家了。

太炎天真，在与人交往上特别明显。刘文典回忆，当时在东京，慕名向太炎拜师。刘文典从前跟着刘师培读书，当时太炎已经与刘师培翻脸，刘文典自己心里也犯嘀咕，谁想太炎听闻刘文典跟着刘师培读书，高兴极了，拉着刘文典大谈，对刘师培的学问推崇备至，欣然收刘文典为徒。太炎虽然是高门大师，可是与人交往毫无架子，也不顾忌自己的形象。前面讲过他与小自己十多岁的邹容结拜，称兄道弟，没大没小，而自己作为大师，居然还好和人打架。在《时务报》的时候，他曾经因为讥讽康有为与其门人大打出手，后来成了大师，也不消停。在东京主持《民报》时，报社曾经出过一起投毒案，因为黄兴认为某人可疑，向警察举报，某人被拘留，后来向太炎哭诉，太炎听闻大怒，去和黄兴理论，至于拳脚相向。结果打来打去，却打不过黄兴，太炎居然乱爪抓破人家黄兴的脸。

有一年春天，杭州昭庆寺的方丈带了一筐杭州名产"方柿"，太炎一口气吃六个，大嚼不止。方丈见太炎高兴，求了几幅字，

---

① 周作人：《民报社听讲》，《追忆章太炎》，第 209 页。

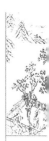

209

临行说："老师如果有兴趣，可到寺中来小住几日，吃住全由寺中供给。"这方丈本来也就是客套客套，谁想太炎十分当真，回家之后天天吵着要去。家里没法子，派人跟着太炎又去寺里住，方丈一看可傻眼了。

另外值得一提的是太炎的口谈。魏晋名士的风度之一是为玄谈，所谓玄谈，不只是话题以形而上的玄学为主，更是说，说话谈吐成为当时士人们推重的修养和能力。这种玄谈，并不只是简单的谈话，而一语既出，连声调音韵都要风采和谐，照我们看，已经是一种长期训练出来的精致的文化表演了。在这方面，太炎可说遥远地继承了"谈"的风采。我国近古以来的大学者，能写的未必能说，太炎则十分健谈。很多同时代的人回忆说，太炎谈话讲学起来，两三个钟头，不用一书一纸，滔滔不绝，珠玉相缀，四座引领。只是同样的意思落到纸上，因为文辞简约，有时反而失去了他谈话的生动有趣。这种能谈是传统学者学术修养的一种体现，因为不依靠书籍资料而谈，仰仗的是绝佳的记忆和文献功底，这在今天的时代，是越来越难了。同时，一个人能谈、会谈，其实也可见其人的人格与风格了。

第三节　章太炎的"怪"

提起世人对太炎的印象，乃是"疯"与"怪"两个字。前面所说独行任侠，可以说是个"疯"字，下面我们专谈谈太炎的"怪"字。"疯"的意思是说执拗，"怪"的意思就是反差。太炎精深古典学问，那是高雅的艰深的，长期掌握在高雅雍容的士族手中的；而太炎平日的言语动作，又十分平民化、生活化，甚至有时候有点俗气，常常与高雅雍容背道而驰。太炎本身名气人地位高，可是日常生活又毫不在意，常常像个小孩。正是这些矛盾造就了太炎的长久吸引人的独特风格，他的"怪"，也正是太炎的可爱之处。

章太炎：铁血著华章

太炎首先用自己文化上的表达和一般大众区分开来。别的不说，他写的字就和别人不一样。我们俗话说"古怪""古怪"，太炎的书写，真可说就是"古"而"怪"。因为精通《说文解字》，太炎认识很多生僻的古字，并且在自己的书写里复活了很多连古人都不用的生僻字。他的大著《訄书》我们前面谈论了不少，可是

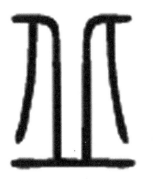

"北"字

"訄"终究是太生僻的字，除了在字书里见到，我们在先秦的古籍里也几乎见不到用"訄"字的。他还认为很多后代通行的写法不是某个字的本来面目，于是他自己的书写，就用起自己挑选的一套字来。比方说，我们知道世传《春秋左传》的作者叫"左丘明"，这个经史常用的名字，太炎在《国故论衡》中就故意写作"左北明"。我们考察"丘"字在先秦的写法，"北"确实更近似原始的笔画图像，然而我们无论读怎样古的古书时，也实在很难看到把左丘明写成"左北明"的。

这个写古怪字的习惯又不止于他自己写文章，连给自己的孩子起名字也如此。太炎先娶的妾王氏生女三人，太炎都给起了奇奇怪怪的名字。这里众口传说纷纭，我们还是依照章家人的说法较为准确：大女儿叫章㸚（读如"丽"），二女儿叫章叕（读如"拙"），三女儿叫章㠭（读如"展"）。① ——也有传说还有个四女儿"㗊"（读如"雷"）的，则纯属评书家"隋唐十八条好汉"式的编造。

这些奇怪的名字也并没有什么深刻脱俗的意涵，基本上就是少见的异体字而已。根据传统字书的解释，"㸚"是"光明"的意思，"叕"是"连缀"的意思，而"㠭"字纯属"展"的异体写

① 章叕：《我的母亲章王氏》，《追忆章太炎》，第99页。

法，唯一的共同点就是都为四字相叠。太炎给自己女儿起这样的名字，应该说文字游戏的态度居多。但其实某种程度上也是一种自然表达。比如"章燊"的"燊"字，太炎就研究过，见于其《八卦释名》中。

从前民间有传说，因为太炎这三位千金名字太古怪，人家都不认识，谁也不敢上门提亲。其实太炎在日本的时候，早早将大女儿亲自择贤婿许配给了龚宝铨，这段传说纯属子虚乌有。不过我们倒是由此可见一般民众对于太炎古怪文字做派的好奇了。

后来太炎给两个儿子取名，一个叫章导，一个叫章奇，都显得比较普通，或许也是晚年"回真向俗"后不刻意标新的表现。

前面谈太炎的魏晋风格的放诞通脱。其实我国士人的放诞通脱大约有两种，一种是世家式的，曰"不在乎"，一种是布衣式的，曰"不讲究"。世家子弟锦衣玉食惯了，并不把华贵的物品或者严格的礼法看得认真，这叫作"不在乎"——魏晋名士多是此种；至于有些布衣之士，从来把心思脑力放在道术学问上，在生活里就常常心不在焉，没有那么多说道，这叫作"不讲究"。这"不讲究"的士名士不是别人，远则王安石，近则章太炎。

太炎平时生活简朴寡欲，这实在是出于毫不讲究的性情。太炎作为一代学者，据说家里却连书架也没有。无论什么珍贵的藏书，都直接堆在地上，书面满布尘土，终年不假整理。后来到晚年他才专门有一个大书房放书，除一张床外，别无空隙，连窗户都打上书架，他就自己在这里读书睡觉。太炎经常半夜睡醒，想起某个题目，就爬起来翻书，一看就是一夜。到寒冬时节他也照样如此，连件衣裳都想不起来穿，为此犯了好些次重伤风。

太炎平时袜子里外穿反，常常弄混，至于穿西式皮鞋，也分不清左右。很多人都回忆，太炎的烟瘾极大。到了吃饭时，他只吃桌上离自己最近的菜肴，于是家人总把他爱吃的放在他跟前。有时候菜不可口，太炎也不声响，径直干吃几碗米饭，下桌了事。可是碰见了自己爱吃的东西，可就张口大嚼，吃起来没够，一点不注意深沉。魏晋名士最重仪态，发展到后来，人物的神态仪容，言动风度，都要倾心注意。太炎可毫不如此。他平时讨厌洗澡，指甲留得老长，衣服常年不换，邋里邋遢。不过说起来，只吃眼前菜和不洗澡这两个爱好，倒是和北宋拗相公王安石古今相契了。

太炎连自己家的路也记不清，常常走丢。民国成立不久，太炎婚后住在上海，与孙中山、廖仲恺、苏曼殊等人临近。每次太炎从孙中山家回来时，必须由孙家的人护送才找得到家门。一次太炎走出孙家门，看见有一辆人力车，就径直上车，挥手叫工人快跑。车夫问去哪里，太炎说："家里。"车夫又问："你家在哪里？"太炎说，在马路上弄堂里，弄口有一家纸烟店。车夫没法子，只好拉着他在马路上兜圈子，经过弄堂，便问太炎是不是。太炎这一转就走丢了，章家孙家满世界去找，在马路口注意来往车辆。结果发现太炎坐在车上，还是毫不着急，顾盼自若，迎面而来，大家这才拦下太炎，送回家里。太炎回到家，一家人忍俊不禁，而从此后这国学大师走丢的趣事，也成了孙中山、廖仲恺等人的笑谈。

怪人自有怪癖。据太炎的学生陈存仁回忆，太炎最爱吃有臭气的卤制品，尤其爱吃臭豆腐。这是因为太炎鼻子常年有炎症，闻不见卤制的臭，他所感到的只有霉变食物的鲜味。海派京剧名角钱化佛（1884—1964）擅长绘画，一度是章家的常客。有一次钱化佛去做客，带了一包紫黑色的臭咸蛋，太炎一见，欣然大喜，他知道钱化佛求字的心意，操起笔来对钱化佛说："你要写什么，只管讲！"化佛拿出备好的白纸，求太炎写"五族共和"四个字，太炎欣然命笔，一挥而就。过了几天，钱化佛又来了，这次带了一罐极臭

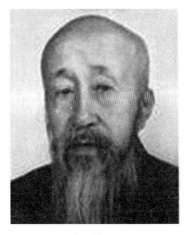

钱化佛

213

的苋菜梗，太炎居然乐不可支，说道："有纸只管拿出来写！"钱化佛仍然要太炎写"五族共和"，这次一下写了四十多张。后来三番五次，钱化佛带了不少臭花生、臭冬瓜，前前后后，请太炎写了一百多张五族共和，太炎也不问干什么用，一一写就。原来上海一家餐馆新进一种叫"五色旗"的名酒，其中有不同颜色的果子油，倒出来沉淀一阵就变成红黄蓝白黑五色的，在当时大为轰动畅销。这钱化佛看准商机，想出做一种"五族共和"的屏条，装裱好了在餐馆售卖，这才有了前面向太炎求字的事情。钱化佛对症下药，很是发了一笔小财。

太炎治学讲究实事求是，可是晚年以后，整个人却颇有神秘主义的倾向了。所有传说中最具神异色彩的，当属他曾经到阴间协助断案的故事。这段故事在一些民间讲佛法的人中颇有流传，我们见到最早的材料，是民国五年（1916）太炎给中国教育会时代的同事黄宗仰（乌目山僧）所写书信，其中专门谈到这件事。①

话说当年太炎被袁世凯囚禁，忽一夜朦胧之间，有来访者拿着名刺请太炎吃午餐。太炎看那名刺上请客的人，居然是明朝宰相，有"天下穷阁老"之称的王鏊（1450—1524）。太炎跟随出门，只见大队车马，等候多时。到了主人府上，王鏊大张庭筵，放眼望陪席的宾客，欧洲人、印度人、中国人比比皆有，各自向太炎递名片。中国人里面有三国时候的夏侯玄（209—254），还有北宋大诗人梅尧臣（1002—1060）。王鏊开口对太炎道："请章君来共同审理案件，梅君任总监察，我们都是裁判官。咱们九个人分治五大洲的刑事，我与君分管东亚。"太炎纳闷道："生死是寿数所限，怎能由我等主宰？"梅尧臣解释道："生死轮回本来没有主宰者，咱们这只接受控诉，负责传讯和逮捕。传讯不死，逮捕才死，判决处分之后到犯人期满释放，之后投生轮回，也不是这管的。"太炎一琢磨，这倒是颇合佛法之理。于是从此以后，太炎

---

① 《章太炎书信集》，第91—93页。

天天到晚上就做梦和王鳌等人判案，
也没有什么重大案件，都是些械斗谋
杀、欺诈钱财的事。一连二十多晚，
夜夜如此，太炎十分厌倦，还专门写
了个请假条烧了，结果当晚还真就没
做梦。

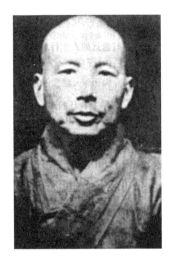

黄宗仰

太炎给黄宗仰的信里所写，颇有
点像中西古今结合的新式法庭，到他
给冯自由讲的，则更像是传统志怪小
说了。——冯自由编写的《革命逸
史·第二集》中的《章太炎阴司听讼
述异》一则提到，冯自由于民国十七年（1928）曾经当面询问太
炎此事，太炎说他被人拉到阴曹地府，判官拿一堆文件给他署名，
告诉他地府要请他做一阵代理阎罗王的工作，而且这工作一干就
是半年，直到太炎脱离禁锢，到南方重获自由才完。

梦境历历如此，说起来大概还真不是好事者的编排，而是太
炎自己讲出去的。梦里到地府审案，叫我们难能不想起《西游记》
里魏征梦斩泾河龙王的故事，《聊斋志异》里也有许多这类异闻。
至于传讯、逮捕、判决等分工流程，是旧日传奇里都没有的新理，
这造梦的材料倒是把太炎当年打官司、坐监狱的亲身经验都给用
上了，难说不是"苏报案"留下的心理阴影。据章家人回忆说，
太炎当时囚禁在钱粮胡同时，袁世凯专门派人装鬼，夜晚在太炎
居所边上哭哭叫叫，吓唬太炎。不久，太炎的长女章㸌在软禁的
寓所上吊自杀，对太炎造成很大精神冲击。太炎在软禁期间精神
高度紧张，常常做噩梦半夜惊醒。我们可以了解，太炎阴司听讼
的古怪梦境，其实是充满了人生际遇中悲凉恐怖的心境。

因为太炎性情刚直，疾恶如仇，所以很多捏造的传奇故事，
也都被附在他的身上。据汤夫人回忆，太炎去世后，有一天忽然
来了一位中年妇人，讲着一口广东口音的普通话。她自我介绍，

215

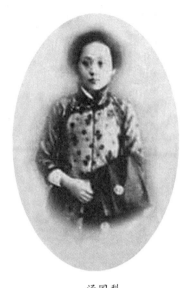

汤国梨

是从南洋经上海来苏州的。她说，在南洋有一个以章太炎为首领的组织。组织中有三支金镖，作为信物，一支金镖就在首领手中。这则传奇故事后来不见别的资料后续，照我们推测，这组织如果真是存在，倒有可能是光复会当年在南洋的遗产。如果不是，也不足为怪，我们可见太炎的名声影响之大，被人胡乱当作一个头衔，而当时太炎的人格已经在一般大众中形成一种既定印象，如一个神秘的大豪侠。

在近现代的文化历史上，章太炎最被贴上的标签是"怪"。章太炎怪吗？我们以今天的眼光看起来，今日中国满街都有比太炎"怪"得多的怪人，太炎也并不算太怪。照我们看，太炎的"怪"一方面可以用四字总结：大惊小怪。我们来看看太炎最著名的雅号"章疯了"，有人回忆说"章疯子"的名字是马君武民国元年以后加给太炎的，这未必确切，因为"章疯子"的名字应该是很早就有了。其实我们翻看近现代史料，"疯子"这个骂名在现代以前的汉语里应该是相当常用的诟骂，意义也相当广泛，大概就是说这人"不正常"的意思。太炎义弟张继的夫人崔振华就也被叫作"崔疯子"，当时被叫成"疯子"的人是很多的。这实在是因为我国社会的一般心理习惯，对于差异的容忍太小，但凡观点、言论、行为不同于大众习惯的，都叫人惊怪，都要叫作"疯子"。这叫作"大惊小怪"。

另一方面如我们前文指出的"矛盾"，太炎的"怪"，是以渊深典雅的文章学问作基础的。天下怪人比比皆是，只有太炎的怪，与他的文章学问相反相成，在历史上留下不可磨灭的印象。

结　语

　　本书到此已近尾声。

　　这部小书，并不旨在全面研究太炎的每一部著作、每一桩事迹，只是简要的、提纲挈领式的导读，希望就我们学有心得的方面，对太炎的相关"话题"作一番有意义的讨论，以展现他生命中那些值得后人记忆与发皇的部分。

　　在正文中读者可能更多看到的是具体的行迹与著作。然而，我们写作的初衷，是希望以此为载体，展现出太炎的性情与人格，以荡涤我们自己的胸襟。了解太炎立说立身的语境固然重要，但若是没有掩卷之后的感慨与沉思，那么这些知识到底所为何事？恐怕就要打上一个大大的问号了。

　　太炎病逝后，其弟子各致挽词，多有文辞优美、评价公允的佳构。其中，许寿裳曾集老师生前文句，作一挽联云：

　　内之颉籀儒墨之文，外之玄奘义净之术（《瑞安孙先生伤辞》），专志精微，穷研训故（《菿汉微言》）；

　　上无政党猥贱之操，下作懦夫奋矜之气（《答铁铮》），首正大义，截断中流（《与王揖唐书》）。

　　上联，言太炎为国学大师，兼说其治学精神；下联，言太炎是革命元勋，主要赞其人格境界。这对联颇见出功力，也正合乎我们"铁血著华章"的意思。

　　以普通人的眼光看，能够做到一项，就能俯仰无愧于一生，

217

而太炎却能兼善，这份杰出实在是"并世无第二人"了。

然而，钱玄同的挽联里说太炎"缵苍水、宁人、太冲、姜斋（张煌言、顾炎武、黄宗羲、王夫之）之遗绪而革命"、"萃庄生、荀卿、子长、叔重（庄周、荀况、司马迁、许慎）之道术于一身"，太炎身处的这文化传统，今天实在是已经失落了。在新的文化环境里，对于太炎这样的伟人，一般的读者，或许知道他生平的一鳞半爪，乃至了解不少他的有趣逸闻——甚而，更有些谬托知己，假作传人的可笑故事。但太炎的整个人格和全部事业却仍然黯淡，他生命中最有价值的部分仍未被人们所重视，恐怕终将——或已经成为广陵之绝响。太炎的名气也许还保存着不少，但他的精神却亟待招魂。

这令我们不禁想起莎翁那句名言：

> 时间老人的背上负着一个庞大的布袋，那里面装满着被寡恩负义的世人所遗忘的丰功伟绩；那些已成过去的伟绩，一转眼间就会在人们的记忆里消失。
>
> ——《特洛伊罗斯与克瑞西达》，第三幕，第三场

在太炎先生这部大书面前，我们高山仰止。这部旨在介绍太炎心相行迹的小书到此已该落幕，但我们仍不敢说能够真正读懂太炎先生，一段文化之旅还当继续。不过，倘能以此为津梁，帮助一般读者对太炎有更深入的了解，有兴趣去读一读太炎的著作与议论，乃至推动一点更深入的研究，那么本书的目的也就达到了。

后 记

动笔介绍太炎先生的生平与思想，实在比想象中的更加艰难一些。

其中一个原因是相关研究的芜杂。从数量上来说实在不少，但在质量上则不尽如人意。

过去对太炎的研究并不少，但主要集中于探讨其革命家的身份。在相当一段时间内，"政治先行"者多，除有不少先入为主的陈旧见解外，更是只注重其政治活动，能真正深入细读、解析其学术文章的并不多。因此，我们这部书尝试更多地将太炎的学术做些简单勾勒，以便有兴趣的读者阅览。也许篇幅太过冗长而枯燥，但既然想要全面介绍我们的传主，这些内容似乎也不能跳过。

而坊间读物说及太炎时，往往有不少道听途说的奇闻逸事，很多并无可靠依据，"谣言"的概率颇大。这些"谣言"不仅出自杜撰，且多不符合太炎的思想个性，不仅广泛影响大众，甚至还经常会误导学术研究者。我们认为，书中所讲的故事应该文献足征，而又能反映出太炎的性格人性。因此谨据所见，尽量作了一番考据去取，对于一些真伪难辨而颇有趣味的故事，则酌为"姑妄言之"，请读者"姑妄听之"。

另一个原因则是，太炎的生平事业波澜壮阔，他的学术思想又博大深邃，以区区一二十万字的篇幅，若想面面俱到，就只能简单钩玄提要，很多内容都难以展开。我们尝试将自己的所见所感尽量地灌注在正文当中，将学理与切身体会结合起来，对涉及的"话题"提出我们有"个性"的见解，以希望为读者乃至研究者提供更多的助益。因此，不得不忍痛割舍掉了原定撰写、已有成稿的部分章节，如我们对于太炎的政治思想、诸子研究、文学创作以及章学的当代发展等领域的讨论，都未能纳入书稿，未来如能有机缘，自当加以增补。

本书的生平政治部分主要由陈熹负责，学术文化部分主要由张昊苏负责，两人在写作过程中随时保持交流，在核心观点方面达有共识；而考虑到"铁血"与"华章"两方面内容性质颇有差异，因此也力求在全书体例大致统一的基础上保持多元尝试，不苛求文风的一律。具体分工是：引言、第一章第七节、第三章、第四章、结语，由张昊苏主笔；第一章一至六节、第二章、第五章一至三节，由陈熹主笔。最后全书由张昊苏统稿，并整理附录等。限于截稿时间与个人精力，凡统稿过程中出现的安排失当与粗疏错讹之处，应当由张昊苏负责。

感谢乔力先生和济南出版社的厚爱，使我们有机会深度接触章太炎先生，重温近代的政治史与学术史。感谢在写作过程中提供建议和帮助的一切师友。希望这本小书能够对理解太炎先生的心相行迹有所贡献。当然，限于我们的学力和精力，小书难免有些不尽如人意之处，但用太炎那句名言来说的话，就是"学术本以救偏，而迹之所寄，偏亦由生"（《致国粹学报书》）。我们旨在提供一些新的话题与思考，至于其中的偏颇之处，则愿闻读者的批评。

张昊苏　陈熹　谨识
公元二千又十七年六月十四日之夜
时为太炎先生逝世八十一周年忌辰

图书在版编目（CIP）数据

章太炎：铁血著华章/张昊苏，陈熹著. —济南：济南出版社，2019.11

（文化中国. 边缘话题. 第五辑）

ISBN 978 - 7 - 5488 - 3837 - 1

Ⅰ.①章… Ⅱ.①张…②陈… Ⅲ.①章太炎（1869 - 1936）—传记 Ⅳ.①B259. 25

中国版本图书馆 CIP 数据核字（2019）第 279652 号

章太炎：铁血著华章

张昊苏 陈熹 著

出 版 人	崔 刚
整体策划	丁少伦
责任编辑	林小溪
装帧设计	侯文英
出版发行	济南出版社
地 址	山东省济南市二环南路 1 号（250002）
经 销	新华书店
编辑热线	0531 - 86131722
发行热线	0531 - 86131731 86131730 86116641
印 刷	青岛国彩印刷股份有限公司
版 次	2020 年 3 月第 1 版
印 次	2020 年 3 月第 1 次印刷
成品尺寸	150 mm×230 mm 16 开
印 张	14.5
字 数	192 千
印 数	1— 4000 册
定 价	59.00 元

（济南版图书，如有印装错误，请与出版社联系调换。联系电话：0531 － 86131736）